眼科临床指南解读
——白内障

主编　卢　奕

编　　者（按姓氏笔画排序）

方艳文　卢　奕　刘　馨　杨　晋　邱晓頔

罗　怡　季樱红　竺向佳　郑天玉　赵镇南

荣先芳　唐雅婷　蒋永祥　蔡　蕾　樊　琪

编写秘书

竺向佳　郑天玉

人民卫生出版社

图书在版编目（CIP）数据

眼科临床指南解读 . 白内障 / 卢奕主编 . —北京：人民卫生出版社，2018

ISBN 978-7-117-27198-1

Ⅰ . ①眼… Ⅱ . ①卢… Ⅲ . ①白内障－诊疗－指南 Ⅳ . ①R77-62

中国版本图书馆 CIP 数据核字（2018）第 166045 号

| 人卫智网 | www.ipmph.com | 医学教育、学术、考试、健康，购书智慧智能综合服务平台 |
| 人卫官网 | www.pmph.com | 人卫官方资讯发布平台 |

眼科临床指南解读——白内障

主　　编：卢　奕

出版发行：人民卫生出版社（中继线 010-59780011）

地　　址：北京市朝阳区潘家园南里 19 号

邮　　编：100021

E - mail：pmph @ pmph.com

购书热线：010-59787592　010-59787584　010-65264830

印　　刷：北京盛通印刷股份有限公司

经　　销：新华书店

开　　本：710×1000　1/16　印张：11

字　　数：192 千字

版　　次：2018 年 8 月第 1 版　2018 年 12 月第 1 版第 2 次印刷

标准书号：ISBN 978-7-117-27198-1

定　　价：88.00 元

前　言

当代医学发展迅猛，眼科知识也日新月异，医疗水平日益提高。同时，各种形式的学术交流频繁，临床医生获取知识的途径也越来越多。现在，除了传统的医学院校授课和书本学习之外，还有各种各样的学术会议和专家讲课、浩瀚的文献、深入大众的微信知识传播等。这些形形色色的传播途径，为眼科知识的普及和诊疗水平的提高做出了一定贡献，但也存在一些问题，例如：专家水平参差，错误难免，观点意见不一，也经常造成混乱，不同的信息来源相互矛盾等，对临床诊疗工作存在相当的混淆甚至误导。

在眼科临床中，特别是在不同层次的医疗场所中，缺乏统一性、权威性、规范性的指南作为指导，常常见到不同医生的治疗方案各不相同，有些临床医生仅依据个人的从医经验和来源局限的信息进行诊断和治疗，这在很大程度上限制了国内整体医疗水平的提高，也影响了广大眼病患者的治疗效果。

《眼科临床指南》（*Preferred Practice Pattern*，PPP）（注：本书中"指南"或"PPP"特指《眼科临床指南——成人白内障手术（2016）》）是美国眼科学会组织全美最有代表性的顶级眼科专家，在广泛审阅发表文献的基础上所编制的眼科诊疗指南，其权威性受到国际公认，对临床工作有重要的指导意义。考虑到 PPP 语言精练、内容具有提纲性，同时由于语言和国情的差异，有些医生不能正确理解其要点，为此，我们组织了复旦大学附属眼耳鼻喉科医院白内障学组的专家级医生及博士，在深入研读新版PPP的基础上，进行深入解读，以期帮助国内眼科医生正确理解PPP，提高眼科医疗的规范性，期待本书能作为中国各级眼科医生的重要参考读物，对临床工作提供有益的启示。

在此，感谢各位编者为撰写本书所付出的大量时间与心血，感谢本院领导及《中国眼耳鼻喉科杂志》编辑部诸静英编辑在本书编写过程中的鼓励和帮助。由于本书的编写全部在各位医生完成繁忙的临床科研和教学工作之余完成，时间也非常紧迫，有解读不当、不充分甚至错误之处，望各位读者、专家批评指正！

卢　奕

2018 年 2 月

目录 Contents

索引

第一章 《眼科临床指南》总论

第一节 《眼科临床指南》简介

《眼科临床指南》（*Preferred Practice Pattern*，PPP）是美国眼科学会定期组织专家在广泛审阅发表文献的基础上所编制的眼科诊疗指南，其突出特点是遵循循证医学原则，具有很强的权威性和实用性，并立足于最新文献、定期更新，是目前国际公认的权威眼科诊疗指南。《关于中国临床医师对眼科临床指南认知程度的问卷调查分析》（2016《中华实验眼科杂志》）一文显示：中国眼科医生对 PPP 了解程度不够、对各项临床问题的认知与 PPP 推荐的指导意见吻合率欠佳，提示国内眼科医生应提高依据 PPP 来认识和解决临床问题的意识和能力。

白内障手术的最新 PPP《成人白内障手术》分册于 2016 年发布，内容涵盖了成人白内障手术的诊疗规范和最新研究进展，包括白内障的发病率和危险因素、诊断和评估、预防和非手术治疗、常规和复杂手术治疗、手术并发症以及白内障手术的医学经济学问题等。本书旨在立足国内实际，对新版 PPP 进行深入解读，在考虑国情差异、人群差异、医疗水平不同、卫生经济条件和药物许可背景不同的基础上，帮助国内医生对 PPP 进行充分理解和切实应用。

需要指出，PPP 在开篇强调：PPP 所提供的诊疗模式和诊疗指南，并不是绝对的诊疗标准，并不保证适用于每一位患者。PPP 适用于大多数患者，但不保证每个患者、每种情况下按此治疗模式都能取得最好的疗效。PPP 建议，临床医生应根据每位患者的具体情况，结合 PPP，进行最终的诊疗决策。同时，PPP 没有排他性，在存在足够临床证据的前提下，它承认其他可能的诊疗方法的有效性。这也是 PPP 定期更新、与时俱进的理念基础。

（卢 奕 郑天玉）

第二节 《眼科临床指南》的证据质量和推荐强度的分级

证据质量和推荐强度是循证医学的重要概念。借助精确、合理的证据质量和推荐强度分级体系，读者可以避免花费大量时间和精力去检索和评价证据质量，而只需充分利用研究人员预先确立的质量等级和推荐意见使用各种高质量证据。

PPP 指南采用了苏格兰院际指南网（Scottish intercollegiate guideline network，SIGN）所建议的国际统一的证据分级和推荐意见标准，以及 2004 年由 "推荐等级的评估、制定与评价"（Grading of Recommendations Assessment，Development and Evaluation，GRADE）工作组制定推出的 GRADE 分级标准。PPP 中形成诊治建议的所有研究都按照 SIGN 和 GRADE 体系进行了证据级别、证据质量和推荐强度的分级，在给出诊疗建议时会同时给出以下 3 个指标。

一、证据级别（依据 SIGN 体系）

PPP 采用 SIGN 体系对证据级别进行分级，按照从高到低的级别分为 I ++ ~ III 等级（表 1-2-1），I ++ 为最优级别证据，依次递减，III 为最低级别证据。

表 1-2-1　SIGN 证据分级体系

证据级别	定义
I ++	高质量随机对照试验的 meta 分析、系统评价或偏倚可能性很小的随机对照试验
I +	较高质量随机对照试验的 meta 分析、系统评价或出现偏移可能性小的随机对照试验
I −	随机对照试验的 meta 分析、系统评价或出现偏倚可能性大的随机对照试验
II ++	高质量病例对照或队列研究的系统评价或出现混杂、偏倚和机遇可能性很小而反映因果关联可能性大的高质量病例对照或队列研究
II +	出现混杂、偏倚和机遇可能性小而反映因果关联可能性较大的较高质量的病例对照或队列研究

证据级别	定义
Ⅱ–	出现混杂、偏倚和机遇可能性大而反映因果关联可能性明显不足的病例对照或队列研究
Ⅲ	非分析性研究，即病例报告、系列病例分析

二、证据质量（依据 GRADE 体系）

PPP 采用 GRADE 证据质量分级体系对证据质量进行分级。GRADE 系统是一个高度结构化、基于证据的分级系统。在这一分级系统中，研究设计是决定证据质量的首要因素。一般来说，随机对照试验的级别优于观察性研究，设计研究的观察性研究级别高于非对照病例研究。无严重缺陷的随机对照试验为高质量证据，无突出优势或有严重缺陷的观察性研究属于低质量证据。

除研究设计之外，GRADE 分级中，以下几个方面可降低证据质量：

1. 研究的局限性　包括分组不完整、应当使用盲法评估的步骤未使用盲法、失访过多等。

2. 结果不一致　不同研究间大相径庭的疗效评估、而研究者未能意识到或作出合理解释时，证据质量降低。

3. 间接证据　例如，欲比较两种药物的有效性，没有直接的两药对比研究，仅有两药分别与安慰剂的对比研究。

4. 精确度不够　样本量小等原因影响研究的精确度。

5. 发表偏倚　考虑到企业赞助等经济因素造成的研究发表偏倚。

以下几个方面则可增加证据质量：

1. 效应值很大　疗效非常显著且不同研究结果非常一致。

2. 可能的混杂因素会降低疗效或剂量 - 效应关系的存在，可能导致疗效低估时，意味着实际效应可能更大，也可能增加证据质量。

基于以上证据质量分级依据，GRADE 分级系统将证据质量分为以下 3 类。

1. 高质量证据　证据来源可信、设计合理，不存在降低证据质量的因素，进一步研究不太可能改变结论的可信度。

2. 中等质量证据　受到研究设计的限制、或存在其他降低证据质量的因素，进一步研究有可能对结论的可信度产生重要冲击，可能改变这一结论。

3．低质量证据　研究设计的类型和严谨度较差，存在降低证据质量的缺陷，结论很不肯定，进一步研究很可能对结论的可信度产生重要冲击。

PPP 在每条诊疗建议和结论之后，都列出了其支撑证据的 GRADE 质量分级（高质量证据 / 中等质量证据 / 低质量证据），以便于临床医生理解该结论的可靠性及对临床指导意义的大小。

三、推荐强度（依据 GRADE 体系）

1．强烈建议　明显利大于弊时。

2．自行决定使用的建议　利弊作用接近，或者证据质量不足。

例如，PPP 指出："症状性白内障是需要手术处理的疾病。膳食摄入和营养补充对于白内障的预防或者治疗作用甚微"（见本书第二章第二节）。同时，PPP 提出该结论的证据分级和推荐强度是："证据分级 Ⅲ，高质量，强烈推荐"。其意义是：该结论尽管只立足于病例报告和系列病例研究，但证据质量高、可信度高，强烈建议临床医生了解，手术是症状性白内障的唯一确定有效的治疗方式，药物和预防的效果并不明显。了解了这一分级体系，有利于我们在临床工作中正确理解和合理运用 PPP。

（卢　奕　郑天玉）

参考文献

1．孟博，李仕明，康梦田，等．关于中国临床医师对眼科临床指南认知程度的问卷调查分析．中华实验眼科杂志，2016, 34 (12): 1126-1130.

2. Scottish Intercollegiate Guidelines Network. Annex B: key to evidence statements and grades of recommendations//SIGN 50: A Guideline Developer's Handbook. 2008 edition, revised 2011. Edinburgh, Scotland: Scottish Intercollegiate Guidelines Network [2016-05-27] http://www.sign.ac.uk/guidelines/fulltext/50/annexoldb.html.

3. Guyatt GH, Oxman AD, Vist GE, et al. GRADE: an emerging consensus on rating quality of evidence and strength of recommendations. BMJ, 2008, 336: 924-926.

4. GRADE Working Group. Organizations that have endorsed or that are using GRADE [2016-05-27] http://www.gradeworkinggroup.org/.

第二章　白内障分册总论

第一节　白内障患者初诊、处理和随访流程基准（BENCHMARKS）

一、初诊病史问诊（关键点）

新版 PPP 指出，初诊白内障患者病史问诊应包括以下 5 个关键点，根据具体临床情况，我们对这 5 点进行展开分析，具体如下：

（一）症状

1. 视力下降　不同类型白内障对视力影响不同，周边部的轻度混浊可不影响视力，而中央部的混浊即使范围较小，程度较轻，但也可以严重影响视力。后囊膜下型白内障（PSCs）影响近视力明显，即使远视力未受影响，近视力也可显著下降。核性白内障主要影响远视力，可引起近视漂移。

2. 眩光和对比敏感度下降　白内障患者眩光增加，可以表现为在明亮的环境中对比敏感度的降低以及在白天或迎面而来的汽车大灯所产生的强烈眩光感。对短波长光线眩光更明显，其中后囊下型白内障患者眩光尤为明显。

对比敏感度的下降可早于 Snellen 视力的下降，早期白内障可引起高、中空间频率下对比敏感度的下降，但白内障患者对比敏感度的改变不具有特异性。

3. 近视漂移　核性白内障的发展可增加晶状体的屈光力，从而引起轻到中度的近视漂移。当晶状体光学区明显混浊时，近视漂移消失。此外，晶状体源性近视的不对称性发展可引起不能耐受的屈光参差。

4. 单眼复视或多视　有时晶状体核内层的改变可在晶状体中央形成多个折射区域，这种情况下即可发生单眼复视或多视。要与斜视相关的复视相鉴别，斜视相关的复视为双眼复视。

5. 视功能下降　用视功能来评价白内障对视力障碍的综合影响程度比单纯用视力来评价更合适。可问诊患者视力（在不同光照条件下的近视力、远视力）能否满足他们的日常活动。没有任何一个单独的检查可以综合评估白内障对视功能的影响，因此问卷调查有助于视功能的评估。这些问卷包括日常视觉活动等级（Activities of daily vision scale，ADVS）、视功能指数（Visual function index，VF-14）、美国国家眼科研究所视功能问卷表（National eye institute visual function Questionnaire，NEI-VFQ）和视力障碍评估（Visual disability assessment，VDA）。

（二）眼部病史

1. 用药情况　了解眼部用药情况有助于白内障的诊断和治疗，如长期眼局部使用糖皮质激素类药物、缩瞳剂等可引起不同类型的白内障。

2. 外伤史　初诊患者应详细询问患者既往有无眼部外伤。累及晶状体的穿孔伤或者贯通伤可能伴有晶状体后囊膜的破裂；而眼球钝挫伤则容易引起晶状体脱位。详尽了解眼部外伤史有助于应对术中意外事件的处理。术前散瞳或超声生物显微镜（UBM）检查非常重要，有助于发现晶状体半脱位。

3. 手术史　如既往行抗青光眼手术（包括小梁切除术、Express 植入术、减压阀植入术等）的患者在白内障手术中手术切口方式和位置的选择与常规患者有所不同，做好手术切口的选择和设计，避开青光眼手术部位，如滤过泡、减压阀体部等；有玻璃体切除手术史的患者，更容易出现悬韧带松弛或半脱位，甚至后囊膜破裂及核脱入后方玻璃体；有过角膜屈光手术史则术前人工晶状体（IOL）度数的预算就有别于常规计算公式。如果患者将进行对侧眼的白内障手术，应详细了解第一眼术中和术后的情况，如果第一眼术中出现如高眼压、玻璃体脱出、黄斑囊样水肿、眼内炎或出血之类的并发症，第二眼的手术方式及术后随访方案应进行相应的修改，以减少类似并发症发生的风险。

4. 眼部疾病史　高度近视患者常伴眼底病变，还可能合并悬韧带松弛、玻璃体液化等，术后可能视力不理想（尤其是近视力）、视物变形、视网膜脱离等并发症的风险增加；青光眼患者术前需考虑眼压控制情况，特别是闭角型青光眼患者，瞳孔常常散不大或者伴有后粘连，同时伴有浅前房，属于复杂白内障手术，术后角膜内皮细胞功能失代偿风险比正常白内障手术高；有过葡萄膜炎病史的患者伴有瞳孔后粘连，同时术后容易出现炎症反应和黄斑水肿等；假性剥脱综合征患者常常合并晶状体悬韧带不稳定；合并眼底疾病或视神经病变的患者术后视力可能不提高或提高有限等。眼部疾病影响着手术操作和手术预后情况，因此术前应综合评估眼部条件和手术者的手术技能。

（三）系统疾病

术前应详细询问患者有无糖尿病、高血压、心脑血管疾病等系统性疾病，同时评估这些疾病的控制情况及患者是否耐受白内障手术。此外，糖尿病患者一般瞳孔较难散大，且长期糖尿病患者常合并眼底病变。术前应综合评估手术难度和手术必要性，如合并糖尿病性视网膜病变，能够窥见眼底的，原则上应先治疗眼底病变。

（四）视功能评估

视功能的评估主要包括视力、屈光状态、眩光和对比敏感度的检查。白内障患者即使视力正常，也可能会出现眩光和对比敏感度的下降，从而在实际生活中出现视觉障碍。术前对患者屈光状态的了解有助于计算术中植入IOL的度数及术后屈光度的预算。

（五）目前全身用药情况

详细询问患者系统性疾病史及相应的用药情况，对于白内障的诊断和手术具有重要意义。如全身服用糖皮质激素类药物、吩噻嗪、胺碘酮、他汀类药物、他莫昔芬等可引起不同类型的白内障，而前列腺肥大患者长期服用 α_1 受体阻滞剂术中要留意虹膜松弛综合征的发生。

二、初诊体格检查（关键点）

新版 PPP 对初诊白内障患者的体格检查提出了以下 10 个关键点，具体如下：

（一）当前矫正视力

视力检查非常有用，也是必须检查的项目，其中当前矫正视力和最佳矫正视力以及屈光度数的检查有助于预算植入 IOL 的度数及术后的屈光状态。Snellen、LogMAR 或国际标准视力表均可以检测，包括远、近视力等。

（二）最佳矫正视力检测（验光）

主要包括球镜与柱镜的度数测量，尤其是总体散光的检测。部分患者的针孔视力要优于最佳矫正视力。

（三）外眼检查

白内障手术前的常规外眼检查，特别是眼表条件的检查非常关键，如睑缘有无异常和泪液功能情况，这些都与术后恢复密切相关。眼表条件异常时会增加手术隐患，如增加术后患者眼部不适感、降低术后满意度等。

（四）眼球集合和眼球运动

应评估患者的眼位和眼外肌的运动范围，还应进行遮盖试验记录眼肌运动的异常。运动异常可能会提示患者存在由于斜视或弱视导致的视力下降。须告知患者由于不能融合所导致的显著斜视可能会导致手术后的复视，可能需二次手术矫正斜视。弱视的存在也可能会减少白内障术后视力的改善。

（五）眩光

即评估患者视野范围内的亮光照射下视功能的损伤程度。眩光是白内障患者常见的视功能障碍。目前已有一些设备用于失能性眩光的检测。这些设备可在有或无干扰光源（即眩光源）这两种条件下分别检测视功能，测得的视功能如有差异，则为失能性眩光。

（六）瞳孔对光反应和瞳孔功能

瞳孔直接和间接对光反应以及是否存在相对瞳孔传入阻滞对预测白内障患者术后视力有重要意义，如果存在瞳孔对光反应异常，则存在视神经病变可能，可能影响手术效果。瞳孔的大小影响 IOL 的选择，如瞳孔过小不适合植入多焦点 IOL 等。

（七）眼压

术前眼压测量至关重要，特别是青光眼患者，眼压过高术中眼压骤降容易引起急性出血等并发症，术前眼压高提示术后更需特别关注眼压情况。此外，常规术前眼压测量还可筛查出平常遗漏的青光眼患者。

（八）裂隙灯（包括房角镜）

检查患者是否患有影响手术或术后恢复的角结膜病变，前房、房角、晶状体位置、悬韧带等有无异常。中央和周边的前房深度对手术的规划以及手术难度判断具有重要意义。

（九）散瞳检查晶状体、黄斑、周边视网膜、视神经和玻璃体情况

散瞳后检查晶状体位置以及混浊、悬韧带情况从而选择合适的手术技巧和手术方式。检查黄斑、周边视网膜、视神经和玻璃体情况，周边视网膜是否存在玻璃体视网膜牵引、视网膜裂孔和视网膜格子样变性，以便于术前及时治疗。

（十）评估患者全身状况

医生应详细评估患者的全身疾病情况，这对手术方式的选择、术中可能出现问题的预测及术后视力恢复的评估至关重要。

三、手术的适应证、禁忌证与手术方式

关于白内障的手术决策和手术方式，新版 PPP 指出以下 5 点：

1. 当视功能无法满足患者需求而白内障手术对改善生活质量具有合理的可能性时即有手术指征。

具体视功能下降到什么程度应该手术治疗并没有统一的标准，当患者有白内障的相关症状且已经影响到视功能，同时通过白内障手术可以改善视力时即应考虑手术治疗。

2. 具有明确的晶状体源性眼部疾病或者白内障已经影响到眼底疾病的观察和治疗时即有手术指征。当合并有晶状体过敏性葡萄膜炎、晶状体过敏性青光眼、晶状体溶解性青光眼、晶状体脱位进入前房、晶状体膨胀引起房角关闭等，或者严重的白内障同时伴有糖尿病性视网膜病变、视网膜脱离、黄斑变性等眼底疾病时，及时的白内障手术有利于其他眼部疾病的诊治。

3. 以下几种情况不推荐手术

（1）可耐受的屈光矫正能达到患者所需视力；预期手术无法改善视功能且没有其他白内障摘除的指征。

（2）由于全身或眼部条件因素，患者无法安全进行手术。

（3）无法安排适当的术后护理。

（4）患者或其代理人无法签署常规手术知情同意。

4. 第二眼的手术适应证同第一眼（考虑到双眼视功能的需求）。

5. 美国标准手术方式是双轴或同轴小切口超声乳化联合可折叠 IOL 植入，在我国已同样适用。

四、术 前 准 备

新版 PPP 强调手术医生具有以下责任：

1. 术前检查患者。

2. 确保正确评估患者的症状、体征和治疗。

3. 告知患者手术风险、手术益处和预期结果（包括预期屈光状态和手术经过）。

4. 制订手术计划，包括 IOL 和麻醉方式的选择。

5. 和患者确认术前评估和诊断。

6. 告知患者术后视力不提高的可能性和视力恢复的潜在风险。

7. 制订术后康复计划，并告知患者术后注意事项。

8. 回答患者有关手术、术后护理和手术费用方面的疑问。

无须做与全身病史、体格检查相关的术前常规实验室检查。

五、术 后 评 估

新版 PPP 指出白内障术后评估应包括以下几点：

1. 高危患者应术后 24 小时内观察。这些高危患者包括超硬核白内障、合并青光眼、小眼球、悬韧带异常、葡萄膜炎、眼部外伤史等。

2. 常规患者应术后 48 小时内观察。

3. 后续随访频率和次数取决于患者的屈光状态、视功能和眼部条件。

4. 高危患者术后随访要更频繁。

5. 术后随访检查项目

（1）随访期间的病史，包括出现的新症状和术后用药情况。

（2）眼压（IOP）测量。

（3）裂隙灯检查。

（4）手术医生应提供眼科方面的专业术后护理。

六、Nd：YAG 激光后囊膜切开术

有关白内障术后是否需要行 Nd：YAG 激光后囊膜切开术，新版 PPP 提出了以下 3 点建议：

1. 当后囊膜混浊导致视力损伤无法满足患者对视功能的需求或者影响眼底观察时需要行 Nd：YAG 激光后囊膜切开术。

同时后囊膜混浊不均匀或皱褶引起了单眼复视时亦需行激光后囊膜切开术，但当后囊膜窥不清或者无法确定其位置时，以及患者本身不配合或眼球无法保持固视时则不宜行激光后囊膜切开术。

2. 对患者宣教玻璃体后脱离、视网膜裂孔和视网膜脱离的相关症状，

并告知患者一旦出现这些症状需要立即到医院检查。行 Nd：YAG 激光后囊切开术时可能会有损伤玻璃体前界膜导致玻璃体脱出的风险，增加玻璃体后脱离、视网膜裂孔形成、视网膜脱离的发生率，尤其是在伴有高度近视、玻璃体外伤、视网膜脱离家族史、既往眼底病史的患者；此外，Nd：YAG 激光后囊膜切开术后可能会发生黄斑囊样水肿（CME）。因此，Nd：YAG 激光后囊膜切开术前的宣教工作非常重要。

3．在行后囊膜切开术前应综合评估其利和弊，不宜行预防性激光后囊膜切开（如在后囊膜透明的情况下切开后囊膜）；Nd：YAG 激光后囊膜切开应在确保眼部无炎症、IOL 位置稳定的前提下进行。

（季樱红　荣先芳　卢　奕）

参考文献

1. Mangione CM, Phillips RS, Seddon JM, et al. Development of the Activities of Daily Vision Scale. A measure of visual functional status. Med Care, 1992, 30 (12): 1111-1126.

2. Steinberg EP, Tielsch JM, Schein OD, et al. The VF-14. An index of functional impairment in patients with cataract. Arch Ophthalmol, 1994, 112 (5): 630-638.

3. Mangione CM, Lee PP, Gutierrez PR, Spritzer K, et al. National eye institute visual function questionnaire field test investigators.Development of the 25-item national eye institute visual function questionnaire. Arch Ophthalmol, 2001, 119 (7): 1050-1058.

4. Pesudovs K, Wright TA, Gothwal VK. Visual disability assessment: valid measurement of activity limitation and mobility in cataract patients. Br J Ophthalmol, 2010, 94 (6): 777-781.

第二节　最新白内障分册更新要点

随着循证医学的逐步发展，我国目前对于临床指南提高诊疗水平及推动诊疗规范化的作用越来越重视，因此眼科学界时刻关注临床指南的最新进展。在新版 PPP 中提出了如下新的要点：

1．症状性白内障是需要手术处理的疾病。膳食摄入和营养补充对于白内障的预防或者治疗作用甚微（*Ⅲ，高质量，强烈推荐*）。

2．目前国际公认的白内障手术的标准治疗是小切口超声乳化白内障吸除术联合可折叠 IOL，这一治疗方案经时间验证是标准可靠的。

3. 屈光性白内障手术可以潜在地减少患者为求远（中、近）视力而对眼镜和角膜接触镜的依赖。

4. 人工晶状体的工艺和手术的植入方法一直在进步。

5. 飞秒激光辅助白内障手术（femtosecond laser-assisted cataract surgery，FLACS）提高了撕囊的圆度和居中性，并减少了移除白内障所需要的超声能量。然而，该技术还未呈现较高的效益／成本比，在整体风险减少方面也未显现出优于标准的超声乳化白内障手术。

6. 对于局部使用非甾体抗炎眼药水（nonsteroidal anti-inflammatory drugs，NSAIDs）尚存争议，证据表明 NSAIDs 仅用来预防糖尿病性视网膜病变或其他高风险眼部病变合并的黄斑囊样水肿（cystoid macular edema，CME）。

7. 越来越多的证据表明前房内注射抗生素可以减少白内障术后眼内炎的风险。

8. 手术医生应该意识并且做好处理可能使手术复杂化的高危因素的准备。随着新技术进入市场，新的风险可能会显现出来。一个典型的例子是玻璃体腔注药导致晶状体囊膜损伤后快速发生的白内障。

9. 毒性眼前节综合征（toxic anterior segment syndrome，TASS）可能与感染性眼内炎相混淆，而 TASS 发病更早，常伴有横跨全角膜的水肿，并且糖皮质激素治疗有效。

（卢　奕　竺向佳　邱晓頔）

第三章 白内障的发病率和危险因素

第一节 白内障的患病现状

白内障是全球首要致盲性眼病，从 40 岁左右开始，每 10 年，白内障的发生率均有显著增长。近年来，虽然全球眼科公共卫生和医疗有了巨大的进步，但白内障仍然是全球首位致盲性眼病。新版 PPP 对白内障的流行病学进行了简短扼要的概述，现对其中的要点进行解读。

一、白内障是全球首位致盲性眼病

目前国际通用的低视力和盲的定义标准为 WHO 低视力和盲的标准，该标准规定：低视力（low vision）定义为较好眼的最佳矫正视力（best-corrected visual acuity，BCVA）<20/63 且≥20/400；盲（blindness）定义为较好眼的 BCVA<20/400。另外，也有一部分文献（如 Los Angeles Latino Eye Study、Blue Mountain Eye Study）同时采用了 WHO 标准和美国标准（双标准）。美国标准的低视力定义为较好眼的 BCVA<20/40 且≥20/200；盲定义为较好眼的 BCVA<20/200。在新版 PPP 撰写和我们解读过程中，仍然以 WHO 标准为参考。

新版 PPP 指出，对于西方国家而言，目前已有的流行病学证据表明：白内障是美籍非洲人、西班牙 / 拉美裔、欧洲人、澳洲人首位视力损伤性眼病，也是美籍非洲人（年龄≥40 岁）首位可治疗性致盲性眼病。

对于亚洲国家而言，虽然新版 PPP 并未明确提及，但目前已有的流行病学证据同样支持这一结论。包括新加坡、印度、中国在内的流行病学研究均表明：白内障是首位低视力和致盲性眼病。

但值得注意的是：虽然白内障是美国、澳洲、日本等国家的首位视力损伤性眼病，但并不是首位致盲性眼病。在美国和澳洲，年龄相关性黄斑变性（AMD）是首位致盲性眼病。这显然与这些国家白内障就诊率和手术率普遍较高有关。

在我国，白内障患病人群为 2.5 亿 ~ 2.8 亿，占年龄 ≥45 岁人群的 40% ~ 50%，该比例显著高于发达国家的白内障患病率。在我国，白内障约占 ≥45 岁人群低视力和盲的 50%，且随着年龄增长，白内障所致的低视力和盲的比例显著增长。在 ≥60 岁年龄段人群中，因白内障导致低视力和盲的比例达 60%；在 ≥75 岁人群中，白内障患病率达 80%，因白内障原因导致低视力和盲的比例高达 75%；在 80 岁以上年龄段，白内障患病率更是高达 95%。这些数据均表明：在我国，白内障的防盲、治盲手术率仍然不够，尚需政府和相关医院积极开展防盲治盲工作。

在美国，白内障约占年龄 ≥40 岁人群视力损伤的 50%，影响 2440 万美国人的视力，平均每 6 个 ≥40 岁人群中，就有 1 人患白内障。至 2010 年，75 岁以上的美国白人中有一半患白内障；在 80 岁以上年龄段，白内障患病率在美国白人中是 70%，在美国西班牙人中是 61%，在美国黑人中是 53%。预期到 2050 年，白内障的患者数将从 2400 万加倍至 5000 万。因此，基于以上流行病学数据，新版 PPP 明确指出：白内障是全球首位致盲性眼病（原文：Cataracts are the leading cause of blindness worldwide）。

二、由于晶状体分类标准不同，白内障总患病率较难比较

白内障有 3 种亚型：皮质型（cortical cataract）、核型（nuclear cataract）和后囊膜下型（subcapsular cataract）。根据亚型不同，可以分为皮质型、核型、后囊膜下型及混合型白内障。每种类型白内障有各自的解剖特点、病理学发展特征和危险因素。目前，已有一些系统用于晶状体混浊分类和分级，但由于晶状体混浊分级系统、白内障的定义方法差别较大，因此很难比较不同流行病学研究之间的白内障患病率。

我们将不同文献间白内障患病率总结于表 3-1-1（Tang YT，Lu Yi，et al. Invest Ophthalmol Vis Sci，2016，57：1193-1200）。

从表 3-1-1 可以看出，我们无法进行特别详细的、直接的患病率之间的比较，因为晶状体混浊分级系统、白内障的定义方法、检查手段、人口和年龄分布在不同研究中差异较大。但是，我们发现在这些研究中，中国人群中

表3-1-1　不同文献间白内障患病率比较

国家	研究名称	样本量和年龄	白内障评估体系*	白内障患病率（%）			
				任一类型白内障	皮质型	核型	后囊膜下型
中国	泰州眼科研究（2012~2013）	10 233，≥45岁	LOCS III系统	38.1	28.6	24.3	4.4
	北京眼科研究（2001）	4378，≥40岁	Wisconsin白内障分级系统	53.1	10.3	50.3	4.3
	斗门县研究（Doumen Country Study）（1994）	932，>45岁	LOCS II系统	—	30.3	28.6	8.7
	台湾Shihpai眼科研究（1999~2000）	1361，>65岁	LOCS III系统	59.2	21.9	38.9	9.2
新加坡	Tanjong Pagar调查（1997~1998）	1206，40~81岁	LOCS III系统	34.7	23.9	22.6	7.0
印度	Aravind综合眼科研究（Aravind Comprehensive Eye Study）（1995~1997）	5150，≥40岁	LOCS III系统	61.9	20.0	59.7	24.3
美国	Barbados眼科研究（1987~1992）	4433，≥40岁	LOCS II系统	41.0	34.0	19.2	3.9
	Beaver Dam眼科研究（1988~1990）	4645，43~84岁	Wisconsin白内障分级系统	—	16.3	17.3	6.0
	Salisbury眼病评估工程（The Salisbury Eye-Evaluation Project）	621（blacks），≥65岁	Wilmer白内障分级系统	68.0	54.5	31.0	2.6
	（1993~1995）	1772（white），≥65岁	Wilmer白内障分级系统	55.1	23.9	46.3	5.4
	洛杉矶拉美裔人眼科研究（Los Angeles Latino Eye Study）（2000~2003）	6090，≥40岁	LOCS II系统	19.5	13.5	9.0	3.2
澳大利亚	蓝山眼科研究（Blue Mountain Eye Study）（1992~1994）	3654，55~84岁	The Wisconsin白内障分级系统	—	23.8	51.7	6.3

* 不同研究白内障分级体系不同。泰州眼科研究和台湾Shipai眼科研究：使用LOCS III系统，白内障定义又为任一眼一类型晶状体混浊LOCS III分级≥2级；Tanjong Pagar调查：使用LOCS III系统，白内障定义为任一眼核型分级≥4级，或皮质型分级≥2级，或后囊膜下型分型分级≥2级；Aravind综合眼科研究（Aravind Comprehensive Eye Study）：使用LOCS II系统，白内障定义为任一眼核型分级≥3级，或皮质型分级≥3级，或后囊膜下型分级≥3级；斗门县眼科研究：使用LOCS II系统，白内障定义为任一眼一类型晶状体混浊LOCS II≥1级；Barbados眼科研究和洛杉矶拉美裔眼科研究（Los Angeles Latino Eye Study）：使用LOCS II系统，白内障定义为任一眼一类型晶状体混浊LOCS II≥2级；Beaver Dam眼科研究：使用Wisconsin白内障分级系统和北京眼科研究：使用Wisconsin白内障分级系统）和北京眼科研究）：使用Wisconsin白内障分级工程；Salisbury眼病评估工程：使用Wilmer白内障分级系统，白内障定义为任一眼核型分级≥2级，或存在后囊膜下型混浊。蓝山眼科研究（Blue Mountain Eye Study）：使用Wilmer白内障分级系统，白内障定义又为任一眼核型分级≥4级，或皮质型分级≥5%，或皮质型分级≥3级，或存在后囊膜下型混浊≥5%，或后囊膜下型分型分级≥12.5%，或存在后囊膜下型混浊。

15

白内障的患病率仍然处于较高水平。新加坡 Tanjong Pagar 的调查报告显示，≥40 岁华人白内障患病率近 35%（LOCS Ⅲ 分级系统）。北京眼科研究调查报告显示，≥40 岁人群白内障患病率达 53%（The Wisconsin Cataract Grading System），台湾 Shihpai 眼科研究、泰州眼科研究报告显示，≥40 岁人群白内障患病率达 38%，显示≥65 岁人群白内障患病率更是高达 60%（LOCS Ⅲ 分级系统）。

三、不同类型白内障引起视功能改变不同

新版 PPP 对不同类型白内障表现及其对视功能影响进行了简要描述。

1. 核型白内障　表现为晶状体中央的混浊，从而影响视功能。核型白内障可表现为棕褐色、乳白色或者两者均有。棕褐色核的颜色程度是晶状体核硬度的重要提示。核型白内障进展较慢，更易影响远视力，可造成近视加深或远视降低。在一些严重病例中，晶状体可变棕褐色和混浊。

2. 皮质型白内障　可为中心型或者周边型，有时后照法或者检眼镜检查最好观察。皮质型白内障可以表现为轮辐状或者圆形，患者常主诉眩光。当整个皮质变得乳白色混浊时，此时白内障被称为成熟型皮质白内障。

3. 后囊膜下型白内障　位于视轴区的后囊膜混浊白内障可引起显著的视力损伤。与核型和皮质型白内障相比，后囊膜下型白内障常发生于较年轻人群，这就提示老龄并不是后囊膜型白内障的最主要危险因素。患者常主诉眩光、明光下视力差。由于近距离调节时瞳孔缩小，近视力改变较远视力会更明显。

对于这 3 种类型白内障，后囊膜下型白内障的白内障手术率最高，这与患者发病年龄早、视力损伤大密切相关。在老年人白内障手术人群（平均年龄 79 岁）中，核型白内障是最常见的类型，说明核型白内障较皮质型白内障对视力影响更显著。

四、种族和性别影响白内障的患病率

现有的流行病学调查研究显示：①不同种族人群白内障患病率有差异；②女性较男性白内障患病率更高；③随年龄增长，白内障患病率不断增加。

通过表 3-1-1 不难看出，亚洲人群和西方人群在白内障患病率和分布上存在差异。①亚洲人群皮质型白内障为主，略高于核型白内障，后囊膜下型白内障是最少见的白内障类型（LOCS Ⅲ 分级系统）。同时北京眼科研究结果也显示，皮质型白内障 5 年发病率（11.8%）显著高于核型白内障（4.3%）。②亚洲人群皮质型白内障的患病率可能高于西方白种人。但是，由于流行病学研究有限，白内障分级和定义标准不同，尚需进一步验证。

女性较男性白内障患病率更高，这一结论在大部分流行病学调查中均得到证明（如：Blue Mountains eye Study，Los Angeles Latino Eye Study，北京眼科研究等）。在北京眼科研究、Los Angeles Latino Eye Study 和 Shihpai Taiwan Eye Study 中，女性 3 种亚型白内障患病率均较男性高。

结语：通过现有的白内障流行病学研究可以发现，白内障仍然是全球首位致盲性眼病，特别是在发展中国家，白内障的防盲、治盲工作仍需要大力开展。亚洲人群的白内障患病率仍处于较高水平。不同类型白内障引起的视功能改变不同。种族对白内障的患病率有一定影响，但已有的流行病学证据表明：女性的白内障患病率普遍高于男性。随年龄增长，白内障患病率不断增加。

（卢　奕　唐雅婷）

参考文献

1. Cotter SA, Varma R, Ying-Lai M, et al. Causes of low vision and blindness in adult Latinos: the Los Angeles Latino Eye Study. Ophthalmology, 2006, 113 (9): 1574-1582.

2. Congdon N, Vingerling JR, Klein BE, et al. Prevalence of cataract and pseudophakia/aphakia among adults in the United States. Arch Ophthalmol, 2004, 122 (4): 487-494.

3. Wang JJ, Foran S, Mitchell P. Age-specific prevalence and causes of bilateral and unilateral visual impairment in older Australians: the Blue Mountains Eye Study. Clin Exp Ophthalmol, 2000, 28 (4): 268-273.

4. Wong TY, Chong EW, Wong WL, et al. Prevalence and causes of low vision and blindness in an urban malay population: the Singapore Malay Eye Study. Arch Ophthalmol, 2008, 126 (8): 1091-1099.

5. Zheng Y, Lavanya R, Wu R, et al. Prevalence and causes of visual impairment and blindness in an urban Indian population: the Singapore Indian Eye Study. Ophthalmology, 2011, 118 (9): 1798-1804.

6. Michon JJ, Lau J, Chan WS, et al. Prevalence of visual impairment, blindness, and cataract surgery in the Hong Kong elderly. Br J Ophthalmol, 2002, 86 (2): 133-139.

7. Murthy GV, Gupta S, Ellwein LB, et al. A population-based eye survey of older adults in a rural district of Rajasthan: Ⅰ. Central vision impairment, blindness, and cataract surgery. Ophthalmology, 2001, 108 (4): 679-685.

8. Xu L, Wang Y, Li Y, et al. Causes of blindness and visual impairment in urban and rural areas in Beijing: the Beijing Eye Study. Ophthalmology, 2006, 113 (7): 1131-1134.

9. Wang L, Huang W, He M, et al. Causes and five-year incidence of blindness and visual impairment in urban Southern China: the Liwan Eye Study. Invest Ophthalmol Vis Sci, 2013, 54 (6): 4117-4121.

10. Tang Y, Wang X, Wang J, et al. Prevalence and Causes of Visual Impairment in a Chinese Adult Population: The Taizhou Eye Study. Ophthalmology, 2015, 122 (7): 1480-1488.

11. Nakamura Y, Tomidokoro A, Sawaguchi S, et al. Prevalence and causes of low vision and blindness in a rural Southwest Island of Japan: the Kumejima study. Ophthalmology, 2010, 117 (12): 2315-2321.

12. Iwase A, Araie M, Tomidokoro A, et al. Prevalence and causes of low vision and blindness in a Japanese adult population: the Tajimi Study. Ophthalmology, 2006, 113 (8): 1354-1362.

13. Vivino MA, Chintalagiri S, Trus B, et al. Development of a Scheimpflug slit lamp camera system for quantitative densitometric analysis. Eye (Lond), 1993, 7: 791-798.

14. Magno BV, Freidlin V, Datiles MR. Reproducibility of the NEI Scheimpflug Cataract Imaging System. Invest Ophthalmol Vis Sci, 1994, 35 (7): 3078-3084.

15. Chylack LJ, Wolfe JK, Singer DM, et al. The Lens Opacities Classification System Ⅲ. The Longitudinal Study of Cataract Study Group. Arch Ophthalmol, 1993, 111 (6): 831-836.

16. Klein BE, Klein R, Linton KL, et al. Assessment of cataracts from photographs in the Beaver Dam Eye Study. Ophthalmology, 1990, 97 (11): 1428-1433.

17. Seah SK, Wong TY, Foster PJ, et al. Prevalence of lens opacity in Chinese residents of Singapore: the tanjong pagar survey. Ophthalmology, 2002, 109 (11): 2058-2064.

18. Xu L, Cui T, Zhang S, et al. Prevalence and risk factors of lens opacities in urban and rural Chinese in Beijing. Ophthalmology, 2006, 113 (5): 747-755.

19. Tsai SY, Hsu WM, Cheng CY, et al. Epidemiologic study of age-related cataracts among an elderly Chinese population in Shih-Pai, Taiwan. Ophthalmology, 2003, 110 (6): 1089-1095.

20. Tang Y, Wang X, Wang J, et al. Prevalence of Age-Related Cataract and Cataract Surgery in a Chinese Adult Population: The Taizhou Eye Study. Invest Ophthalmol Vis Sci, 2016, 57 (3): 1193-1200.

21. Zhang JS, Xu L, Wang YX, et al. Five-year incidence of age-related cataract and cataract surgery in the adult population of greater Beijing: the Beijing Eye Study. Ophthalmology, 2011, 118 (4): 711-718.

第二节 白内障的危险因素

对于白内障的危险因素，新版 PPP 以现有的流行病学研究为循证依据，进行了较系统的总结（表 3-2-1），列举了白内障相关的危险因素。在已有较为公认的危险因素基础上，又增添了一些新的危险因素证据，但是同时也指出：大部分的文献为观察性研究，这些文献强烈提示危险因素与白内障相关，但是并没有足够证据证明两者的因果关系，因为这些文献并没有用标准化研究方式评估危险因素的暴露情况（按照前文证据分级标准：临床随机对照研究优于病例对照研究，病例对照研究优于观察性研究的原则），而有的研究并没有研究白内障具体的分型。

一、白内障较为公认的危险因素：紫外线、吸烟

1. 紫外线、吸烟是作为最早被公认的白内障危险因素写入 PPP 的。已有大量流行病学研究表明：吸烟是核型白内障的独立危险因素，和核型白内障的发展有剂量依赖效用；吸烟还会增加后囊膜下型白内障发生，对皮质型白内障影响极小（PPP 定义证据类型：Ⅱ+，高质量，强烈推荐）。Ye 等通过 meta 分析显示：既往吸烟可显著增加核型白内障的患病风险（病例对照研究，OR 值为 1.86，95% CI 为 1.47～2.36），对后囊膜下型白内障的患病影响较小（病例对照研究，OR 值为 1.60，95% CI 0.97～2.65），而对皮质型白内障无影响。

2. 大量文献证明紫外线 UV-B 的累积暴露与晶状体混浊密切相关，而有 UV-B 阻断的保护性眼镜则可以有效预防晶状体混浊的发生和进展（PPP 定义证据类型：Ⅱ-，高质量，强烈推荐）。来自中国人群的流行病学研究也表明：户外活动每增加 1 小时，白内障的风险上升 3%～9%，有户外眼部保护措施可使任一类型白内障风险降低 20%，核型白内障风险降低 27%，后囊膜下型白内障风险降低 41%。

这些流行病学证据对临床具有很大的意义，通过规劝患者戒烟，同时减少户外 UV 照射，可以有效降低白内障患病的危险度。

表 3-2-1　新版 PPP 中白内障的高危因素

白内障的类型	危险因素	研究类型	风险
皮质型	糖尿病	观察性研究	危险度增加
	家族史	观察性研究	危险度增加
	高血压	观察性研究	危险度增加
	电离辐射（低和高剂量）	观察性研究	危险度增加
	近视（＞1D）	观察性研究	危险度增加
	肥胖	观察性研究	危险度增加
	全身糖皮质激素使用	观察性研究	危险度增加
	UV-B 暴露	观察性研究	危险度增加
核型	糖尿病	观察性研究	危险度增加
	肥胖	观察性研究	危险度增加
	近视	观察性研究	危险度增加
	家族史	观察性研究	危险度增加
	高血压	观察性研究	若使用局部 / 全身 β 受体阻滞剂，危险度增加
	PPV 手术史	观察性研究	危险度增加
	烟草制品（有烟和无烟）	观察性研究	危险度增加
	UV-B 暴露	病例对照研究	危险度增加
后囊膜下型	吸入性糖皮质激素使用	基于人口学的横断面研究	≥49 岁人群，危险度增加
	电离辐射（低和高剂量）	观察性研究	危险度增加
	肥胖	观察性研究	危险度增加
	眼外伤	横断面研究	危险度增加
	PPV 手术史	观察性研究	危险度增加
	视网膜色素变性	病例报道	危险度增加
	局部糖皮质激素使用	病例报道	危险度增加
	全身糖皮质激素使用	观察性研究	危险度增加
	近视	观察性研究	危险度增加
	高血压	观察性研究	危险度增加
	糖尿病	观察性研究	危险度增加
	吸烟	观察性研究	危险度增加
	外伤	观察性研究	危险度增加
混合型	PPV 手术史	观察性研究	危险度增加
	烟草制品（有烟和无烟）	观察性研究	危险度增加
	UV-B 暴露	观察性研究	危险度增加
	高血压	观察性研究	危险度增加
	糖尿病	观察性研究	危险度增加

白内障的类型	危险因素	研究类型	风险
白内障未分型	阿司匹林使用	随机试验	没有作用
		观察性研究	危险度增加
		观察性研究	危险度降低
	糖尿病	观察性研究	危险度增加
	吸入式糖皮质激素使用	病例对照研究	≥40 岁人群，危险度增加
		病例对照研究	≥65 岁人群，危险度增加
		病例对照研究	≥70 岁人群，危险度增加
	鼻腔糖皮质激素使用	病例对照研究	危险度不增加
	玻璃体腔糖皮质激素使用	病例对照研究	危险度增加
	电离辐射（低和高剂量）	观察性研究	危险度增加
	吸烟	观察性研究	危险度增加
	不活动	观察性研究	危险度增加
	教育水平低	观察性研究	危险度增加
	眼部炎症性疾病	观察性研究	危险度增加

D=diopter，屈光度。

二、白内障常见的危险因素有糖尿病、糖皮质激素的长期使用（各种途径）、既往眼内手术（PPV 手术）、较低教育水平

1．糖尿病被证明是白内障的危险因素之一。如表 3-2-1 所示，糖尿病被发现可以使皮质型、核型、后囊膜下型、混合型及未分型的白内障患病危险度增加，其中大部分文献表明糖尿病与皮质型白内障发生关系最密切。但需注意的是：现有的相关流行病学证据均为观察性研究，证据分级 Ⅱ+/ Ⅱ–，尚缺少病例对照研究或 RCT 进一步验证。

2．糖皮质激素激素的长期使用（包括局部、吸入、全身）作为白内障的危险因素之一，可增加皮质型、后囊膜下型白内障的患病风险。在白内障未分型研究中，也与白内障的患病密切相关（PPP 定义证据类型：Ⅱ+，中等质量，强烈推荐）。但是也有学者进行病例对照研究表明，鼻腔糖皮质激素的使用不会增加白内障的患病风险。

3．既往眼内手术主要指既往平坦部玻璃体切除（PPV）术。既往玻璃体切除手术被发现可增加核型、后囊膜下型、混合型白内障的患病风险，其中与核型白内障的关系最为密切。有学者发现：在玻璃体手术后晶状体暴露于更高的眼内氧气环境下，更易发生晶状体混浊，可能是玻璃体切除术后白内障易发生的原因。

4．较低的教育水平是新版 PPP 新增加的白内障危险因素。Age-related

Eye Disease Study 调查发现，较高的教育水平可以降低皮质型白内障的患病风险。同样，来自法国的 POLA（Pathologies Oculaires Liees a l'Age）、中国的泰州眼科研究也表明，较高的教育水平可以降低各型白内障的患病风险。

三、饮食摄入和营养补给不能降低白内障的患病风险

饮食摄入和营养补给（包括各种维生素）能否改变白内障的患病危险度？这是学者和社会大众普遍关心的一个问题，也是各大流行病学的研究点之一。Age-Related Eye Disease Study 表明：饮食习惯和营养补给（包括维生素、叶黄素、微量元素）不能降低白内障的患病风险。Mathew 等在前人研究的基础上进行综述性研究（包含 112 272 例样本，9 项临床试验），发现维生素 C、维生素 E、β- 胡萝卜素与白内障的患病和进展没有关系。

虽然也有一小部分研究表明：复合维生素 / 矿物质补充剂有可能降低核型白内障的风险。但新版 PPP 指出：这些证据并不明确。因此，新版 PPP 在已有循证医学的基础上，明确指出：饮食摄入和营养补给（包括各种维生素）对于白内障的预防和治疗几乎无作用（PPP 定义证据类型：Ⅲ，高质量，强烈推荐）（原文：Dietary intake and nutritional supplements have demonstrated minimal to no effect in the prevention or treatment of cataract.［Ⅲ，good quality，strong recommendation］）。

四、阿司匹林摄入不能降低白内障的患病风险

阿司匹林的使用对白内障的患病风险有影响吗？这同样是一个广受争议的问题。在早先 Beaver Dam Eye Study 的队列研究（*Ophthalmology*，2001）和 van Heyningen（*Lancet*，1986）等的病例对照研究中，小剂量阿司匹林使用可降低白内障的患病风险。但随后多个随机试验均表明：小剂量阿司匹林并不能降低白内障的患病风险。因此，新版 PPP 指出：阿司匹林并不能降低白内障的患病风险。

以上是被大多数文献发现并且已经形成一定共识的相关危险因素和被排除的危险因素。但需注意的是：随着流行病学研究、病例对照研究和随机试验的不断开展，越来越多的危险因素逐渐被认知，现有一定共识性的结论也

可能在将来被推翻。随着循证医学的不断发展，这些危险因素的发现和不断验证对于白内障的预防和非药物治疗具有重大的理论价值。

（卢　奕　唐雅婷）

参考文献

1. Richter GM, Torres M, Choudhury F, et al. Risk factors for cortical, nuclear, posterior subcapsular, and mixed lens opacities: the Los Angeles Latino Eye Study. Ophthalmology, 2012, 119 (3): 547-554.

2. Mukesh BN, Le A, Dimitrov PN, et al. Development of cataract and associated risk factors: the Visual Impairment Project. Arch Ophthalmol, 2006, 124 (1): 79-85.

3. Christen WG, Glynn RJ, Ajani UA, et al. Smoking cessation and risk of age-related cataract in men. JAMA, 2000, 284 (6): 713-716.

4. Kelly SP, Thornton J, Edwards R, et al. Smoking and cataract: review of causal association. J Cataract Refract Surg, 2005, 31 (12): 2395-2404.

5. Ye J, He J, Wang C, et al. Smoking and risk of age-related cataract: a meta-analysis. Invest Ophthalmol Vis Sci, 2012, 53 (7): 3885-3895.

6. Lindblad BE, Hakansson N, Svensson H, et al. Intensity of smoking and smoking cessation in relation to risk of cataract extraction: a prospective study of women. Am J Epidemiol, 2005, 162 (1): 73-79.

7. Klein BE, Klein R, Lee KE, et al. Socioeconomic and lifestyle factors and the 10-year incidence of age-related cataracts. Am J Ophthalmol, 2003, 136 (3): 506-512.

8. Tan JS, Wang JJ, Younan C, et al. Smoking and the long-term incidence of cataract: the Blue Mountains Eye Study. Ophthalmic Epidemiol, 2008, 15 (3): 155-161.

9. McCarty CA, Taylor HR. A review of the epidemiologic evidence linking ultraviolet radiation and cataracts. Dev Ophthalmol, 2002, 35: 21-31.

10. Neale RE, Purdie JL, Hirst LW, et al. Sun exposure as a risk factor for nuclear cataract. Epidemiology, 2003, 14 (6): 707-712.

11. Delcourt C, Cougnard-Gregoire A, Boniol M, et al. Lifetime exposure to ambient ultraviolet radiation and the risk for cataract extraction and age-related macular degeneration: the Alienor Study. Invest Ophthalmol Vis Sci, 2014, 55 (11): 7619-727.

12. Zhu M, Yu J, Gao Q, et al. The relationship between disability-adjusted life years of cataracts and ambient erythemal ultraviolet radiation in China. J Epidemiol, 2015, 25 (1): 57-65.

13. Tang Y, Wang X, Wang J, et al. Risk factors of age-related cataract in a Chinese adult population: the Taizhou Eye Study. Clin Exp Ophthalmol, 2017, doi: 10.1111/ceo.13040. [Epub ahead of print].

14. Holekamp NM, Shui YB, Beebe DC. Vitrectomy surgery increases oxygen exposure to the lens: a possible mechanism for nuclear cataract formation. Am J Ophthalmol, 2005, 139 (2): 302-310.

15. Chang JR, Koo E, Agron E, et al. Risk factors associated with incident cataracts and cataract surgery in the Age-related Eye Disease Study (AREDS): AREDS report number 32. Ophthalmology, 2011, 118 (11): 2113-2119.

16. Risk factors associated with age-related nuclear and cortical cataract: a case-control study in the Age-Related Eye Disease Study, AREDS Report No. 5. Ophthalmology, 2001, 108 (8): 1400-1408.

17. Delcourt C, Cristol JP, Tessier F, et al. Risk factors for cortical, nuclear, and posterior subcapsular cataracts: the POLA study. Pathologies Oculaires Liees a l'Age. Am J Epidemiol, 2000, 151 (5): 497-504.

18. Chew EY, SanGiovanni JP, Ferris FL, et al. Lutein/zeaxanthin for the treatment of age-related cataract: AREDS2 randomized trial report no. 4. JAMA Ophthalmol, 2013, 131 (7): 843-850.

19. Klein BE, Klein R, Lee KE, et al. Drug use and five-year incidence of age-related cataracts: The Beaver Dam Eye Study. Ophthalmology, 2001, 108 (9): 1670-1674.

20. van Heyningen R, Harding JJ. Do aspirin-like analgesics protect against cataract? A case-control study. Lancet, 1986, 1 (8490): 1111-1113.

21. Christen WG, Manson JE, Glynn RJ, et al. Low-dose aspirin and risk of cataract and subtypes in a randomized trial of U.S. physicians. Ophthalmic Epidemiol, 1998, 5 (3): 133-142.

22. Hennis A, Wu SY, Nemesure B, et al. Risk factors for incident cortical and posterior subcapsular lens opacities in the Barbados Eye Studies. Arch Ophthalmol, 2004, 122 (4): 525-530.

23. McCarty CA, Mukesh BN, Fu CL, et al. The epidemiology of cataract in Australia. Am J Ophthalmol, 1999, 128 (4): 446-465.

24. Hammond CJ, Duncan DD, Snieder H, et al. The heritability of age-related cortical cataract: the twin eye study. Invest Ophthalmol Vis Sci, 2001, 42 (3): 601-605.

25. Congdon N, Broman KW, Lai H, et al. Cortical, but not posterior subcapsular, cataract shows significant familial aggregation in an older population after adjustment for possible shared environmental factors. Ophthalmology, 2005, 112 (1): 73-77.

26. Mukesh BN, Le A, Dimitrov PN, et al. Development of cataract and associated risk factors: the Visual Impairment Project. Arch Ophthalmol, 2006, 124 (1): 79-85.

27. Chang MA, Congdon NG, Bykhovskaya I, et al. The association between myopia and various subtypes of lens opacity: SEE (Salisbury Eye Evaluation) project. Ophthalmology, 2005, 112 (8): 1395-1401.

28. Pan CW, Boey PY, Cheng CY, et al. Myopia, axial length, and age-related cataract: the Singapore Malay eye study. Invest Ophthalmol Vis Sci, 2013, 54 (7): 4498-4502.

29. Wong TY, Klein BE, Klein R, et al. Refractive errors and incident cataracts: the Beaver Dam Eye Study. Invest Ophthalmol Vis Sci, 2001, 42 (7): 1449-1454.

30. Pan CW, Cheng CY, Saw SM, et al. Myopia and age-related cataract: a systematic review and meta-analysis. Am J Ophthalmol, 2013, 156 (5): 1021-1033.

31. Hammond CJ, Snieder H, Spector TD, et al. Genetic and environmental factors in age-related nuclear cataracts in monozygotic and dizygotic twins. N Engl J Med, 2000, 342 (24): 1786-1790.

32. Patelli F, Radice P, Zumbo G, et al. 25-gauge macular surgery: results and

complications. Retina, 2007, 27 (6): 750-754.

33. Ye J, He J, Wang C, et al. Smoking and risk of age-related cataract: a meta-analysis. Invest Ophthalmol Vis Sci, 2012, 53 (7): 3885-3895.

34. A randomized trial comparing intravitreal triamcinolone acetonide and focal/grid photocoagulation for diabetic macular edema. Ophthalmology, 2008, 115 (9): 1447-1449, 1441-1449.

35. Zheng SJ, Orsini N, Ejdervik LB, et al. Long-term physical activity and risk of age-related cataract: a population-based prospective study of male and female cohorts. Ophthalmology, 2015, 122 (2): 274-280.

第三节　白内障对视功能和生活质量的影响

人类 80% 的信息获取来自于视觉，视功能对维持人的正常行为活动和身心健康有着重要作用。白内障引起视功能的下降，进而影响患者的生理活动和心理状态，甚至造成摔伤、车祸风险和死亡率的增加。PPP 指出，白内障手术的收益不仅仅是传统观念里的"视力提高"，还表现在对生活的全方位的影响：各方面细微视觉质量（如对比敏感度、立体视觉、阅读能力等）的改善，日常行为活动和范围的扩展，自理能力的提高，自信心等心理状态的改善，骨折、车祸甚至死亡率的下降。本节就 PPP 中白内障对视功能和生活质量的影响及相应的手术收益做一一解读。

一、白内障对视功能的影响及相应的手术收益

PPP 指出，白内障对视功能的影响，不仅仅是"看不见"或"看不清楚"，还可表现为多种特定条件下的视觉障碍。白内障可以导致以下临床常见但易被忽视的主诉："白天看不见，晚上看得见"（晶状体中央区混浊），"光线一暗就看不清"（对比敏感度下降），"脚高脚低、下楼摔跤"（立体视觉受损），"光线刺眼、怕看车灯"（散射增加、失能眩光），阅读困难或开车困难等特定活动受限，或者单眼复视等。这些主诉反映了白内障对某种特定视功能的损害：对比敏感度和暗视力下降、立体视觉或周边视野受损、深度和距离感知受损、失能眩光、视觉搜索能力和处理速度下降、色觉感知力下降等。

这些视功能问题，可借助视功能问卷（量表）进行系统评估，如 Visual Function Index（VF-14）问卷等，将在下节视功能检查中详述。

PPP 指出，根据多个大型研究结果，白内障术后，90% 以上的患者获得了视功能的恢复及视觉满意度的提升。而且，与白内障所造成的各方面视功能的损害相一致，白内障手术的收益也体现在视功能的各个方面：不仅带来裸眼视力和矫正视力的提高，还包括了阅读及近距离工作能力的增强，眩光的减少，昏暗光线下活动能力提高（即对比敏感度提高），屈光参差的消除，双眼视觉和立体视觉、深度觉、色觉的改善以及周边视野的重建。由此可见，白内障手术对白内障所带来的各种特定的、更细微的视觉问题，也具有良好的改善作用。这是白内障手术指征由"视力"障碍扩展为"视功能"障碍的一个重要基础（详见白内障手术指征的变迁一节）。

二、白内障对生活质量的影响及相应的手术收益

尽管白内障造成的视觉问题有时比较隐匿、易被医生和患者本人忽视，但却时刻影响着患者的生活。白内障对生活质量的影响，涵盖生理活动、心理健康等方面，并最终影响死亡率和生存期。

（一）白内障对生理活动的影响及相应手术收益

1. 日常行为　视功能对维持正常的日常行为活动至关重要。PPP 指出，白内障导致的视力下降造成了老年人日常行为活动受限、活动范围变小、社区及家庭活动显著减少，甚至导致独立生活能力的丧失。相应的，多个研究发现白内障手术对视觉依赖的日常活动能力有显著改善，术后日常生活改善最大的 3 个方面为：自理能力、日间驾驶和夜间驾驶。此外，白内障手术还有助于患者继续维持或重拾其职业行为，如驾驶、写作、绘画等，这也是临床上常见白内障手术的目的和作用之一。

2. 意外风险　PPP 指出，白内障导致摔跤、骨折和车祸风险显著增加。研究发现，在确诊白内障并确定手术安排后，等待手术超过 4 个月的患者，其视觉相关并发症（例如跌倒和意外事故等）的发生率显著上升。如前所述，白内障患者视功能的损害包括深度和距离感知的下降，这是发生跌倒和髋骨骨折的一个重要危险因素。文献显示，白内障手术可显著降低跌倒及骨折的发生率：第一眼白内障术后，跌倒发生率降低 78%、骨折发生率降低 34%；第二眼白内障术后风险进一步降低。

此外，白内障引起的视力和对比敏感度下降、视野受限，直接导致了驾驶风险增加，尤其是夜间驾驶。一项随访 5 年的研究发现，患有白内障的驾驶员发生

机动车车祸的风险是未患有白内障驾驶员的 2.5 倍。相反，白内障手术则可显著降低车祸风险。一项由 277 位白内障患者参与、随访期 4～6 年的队列研究证实，行白内障手术的患者发生车祸的比例下降到未行白内障手术患者的一半。

临床上也不乏因为"摔了两跤"或"看不清车子"而要求手术的患者。PPP 及相关研究结果提示，尽管白内障一般属于择期手术，但考虑到白内障对事故率和死亡率的影响，手术也应相对及时，避免对患者造成更大的人身伤害。

3. 护理需求　上述由白内障所引起的日常活动受限、自理能力丧失和意外风险的增加，间接导致了对家政护理需求的增加。研究表明，白内障患者视力每下降一行，将会导致约 7% 的家政护理率的上升。因此 PPP 指出，白内障术后视功能的恢复，有利于降低护理需要，减轻家庭负担。

（二）白内障对心理健康的影响及相应手术收益

"心理"往往是眼科医生很容易忽视的方面，却是影响患者生活质量和满意度的重要方面。作为获取外界信息的最主要途径，视功能对维持人类的心理健康有着重要作用。有研究表明，"失明"是人类除死亡之外的第二大恐惧。PPP 引用了大型流行病学调查"蓝山研究"，应用 SF-36 健康调查简表评估患者的身心健康，发现白内障术后心理健康模块的评分较术前显著提升。其心理健康和情绪状态的改善包括：对失明恐惧的消除、对跌倒和受伤恐惧的消除、社会活动融入的增加、自信心和安全感的提升。

还有研究发现，白内障会加重老年人的睡眠障碍，白内障手术则对缓解失眠有所帮助：患者的睡眠问题术后 1 个月开始有所改善，术后 9 个月可进一步改善，频繁夜醒和入睡困难等症状都较术前有显著减轻。

除 PPP 之外，美国眼科学会编著的眼科规范化教材（*The Basic and Clinical Science Course*，BCSC）也特别关注了白内障患者的心理问题，并将其与白内障手术指征直接关联。BCSC 指出，早老性痴呆、耳聋等感知障碍的患者，如果叠加视觉障碍，更容易造成情感隔离（isolation）。特别是对于裸眼视力差的早老性痴呆患者，即使矫正视力尚可，由于不能自行佩戴眼镜，生活质量仍然很差。由于白内障手术可提高裸眼视力和脱镜率，故可提高此类患者的生活质量和心理健康，减少意外风险，提高生存率。基于此，BSCS 将"帮助老年性痴呆患者提高裸眼视力和脱镜率"单独列为白内障手术指征之一。这体现了对心理问题的关注和对患者的人文关怀，值得我们借鉴。

（三）白内障对死亡率的影响及相应手术收益

白内障对自理能力的损害、对心理健康的影响、意外风险的增加，最终影响到患者的生存期。PPP 援引研究结果指出，白内障手术可显著降低患者的死亡率，且手术带来的视功能改善与更长的生存期之间存在显著的相关性。在中重度视功能障碍的白内障患者中，经手术改善的患者死亡率显著低于手术后视功能障碍持续存在的患者。

眼科医生也许更关注"眼"，而忽视了患者是整体的"人"。PPP 帮助我们将关注点从眼部和视力，放大到患者的身体、心理和生存期，阐述了白内障对以上各方面的影响，并指出白内障术后视功能的恢复可促使身体功能、心理健康、情绪状态、安全感、生活质量和生存期的整体改善，体现了医学的全局观和人文关怀，值得学习和借鉴。

（郑天玉　樊　琪　卢　奕）

参考文献

1. Datta S, Foss AJ, Grainge MJ, et al. The importance of acuity, stereopsis, and contrast sensitivity for health-related quality of life in elderly women with cataracts. *Investigative ophthalmology & visual science*, 2008, *49*: 1-6.

2. Schein OD., Steinberg EP, Javitt JC, et al.Variation in cataract surgery practice and clinical outcomes. *Ophthalmology*, 1994, *101*: 1142-52.

3. Mangione CM, Phillips RS, Lawrence MG, et al. Improved visual function and attenuation of declines in health-related quality of life after cataract extraction. *Archives of ophthalmology* 994, *112:* 1419-1425.

4. Desai P, Minassian DC, ; Reidy A. National cataract surgery survey 1997-8: a report of the results of the clinical outcomes. *The British journal of ophthalmology*, 1999, *83:* 1336-1340.

5. McGwin G, Jr, Scilley K, Brown J, et al. Impact of cataract surgery on self-reported visual difficulties: comparison with a no-surgery reference group. *Journal of cataract and refractive surgery*, 2003, *29*: 941-948.

6. Monestam E, Wachtmeister L.Impact of cataract surgery on visual acuity and subjective functional outcomes: a population-based study in Sweden. *Eye*, 1999, *13 (Pt 6):* 711-719.

7. Lee BS, Munoz BE, West SK, et al.Functional improvement after one- and two-eye cataract surgery in the Salisbury Eye Evaluation. *Ophthalmology*, 2013, *120*: 949-955.

8. Bassett K, Noertjojo K, Nirmalan P, et al. RESIO revisited: visual function assessment and cataract surgery in British Columbia. *Canadian journal of ophthalmology. Journal canadien d'ophtalmologie,* 2005, *40*: 27-33.

9. Conner-Spady B, Sanmartin C, Sanmugasunderam S, et al. A systematic literature review of the evidence on benchmarks for cataract surgery waiting time. *Canadian journal of ophthalmology. Journal canadien d'ophtalmologie*, 2007, *42*: 543-551.

10. Hodge W, Horsley T, Albiani D, et al.The consequences of waiting for cataract surgery:

a systematic review. *CMAJ: Canadian Medical Association journal = journal de l'Association medicale canadienne*, 2007, *176:* 1285-1290.

11. Harwood RH, Foss AJ, Osborn F, et al. Falls and health status in elderly women following first eye cataract surgery: a randomised controlled trial. *The British journal of ophthalmology*, 2005, *89:* 53-59.

12. Tseng VL, Yu F, Lum F, et al. Risk of fractures following cataract surgery in Medicare beneficiaries. *Jama*, 2012, *308:* 493-501.

13. Foss AJ, Harwood RH, Osborn F, et al. Falls and health status in elderly women following second eye cataract surgery: a randomised controlled trial. *Age and ageing*, 2006, *35:* 66-71.

14. To KG, Meuleners L, Bulsara M, et al. A longitudinal cohort study of the impact of first- and both-eye cataract surgery on falls and other injuries in Vietnam. *Clinical interventions in aging*, 2014, *9:* 743-751.

15. Owsley C, Stalvey B, Wells J, et al. Older drivers and cataract: driving habits and crash risk. *The journals of gerontology. Series A, Biological sciences and medical sciences*, 1999, *54:* M203-211.

16. Owsley C, McGwin G, Jr, Sloane M, et al. Impact of cataract surgery on motor vehicle crash involvement by older adults. *Jama*, 2002, *288:* 841-849.

17. Meuleners LB, Hendrie D, Lee AH, et al. The effectiveness of cataract surgery in reducing motor vehicle crashes: a whole population study using linked data. *Ophthalmic epidemiology*, 2012, *19:* 23-28.

18. Wang JJ, Mitchell P, Cumming RG, et al. Visual impairment and nursing home placement in older Australians: the Blue Mountains Eye Study. *Ophthalmic epidemiology*, 2003, *10:* 3-13.

19. Chandrasekaran S, Wang JJ, Rochtchina E, et al. Change in health-related quality of life after cataract surgery in a population-based sample. *Eye*, 2008, *22:* 479-484.

20. Asplund R, Ejdervik Lindblad B.The development of sleep in persons undergoing cataract surgery. *Archives of gerontology and geriatrics*, 2002, *35:* 179-187.

21. Asplund R, Lindblad BE.Sleep and sleepiness 1 and 9 months after cataract surgery. *Archives of gerontology and geriatrics*, 2004, *38:* 69-75.

22. James C. Bobrow, T. L. B., Sharon L. Jick, et al. Section11: Lens and cataract// Louis B. Cantor, C. J. R., George A. Cioffi. *Basic and Clinical Science Course*; American Academy of Ophthalmology: the United States of America, 2015: 72.

23. Fong CS, Mitchell P, Rochtchina E, et al. Correction of visual impairment by cataract surgery and improved survival in older persons: the Blue Mountains Eye Study cohort. *Ophthalmology*, 2013, *120:* 1720-1727.

24. Fong CS, Mitchell P, Rochtchina E, et al. Visual impairment corrected via cataract surgery and 5-year survival in a prospective cohort. *American journal of ophthalmology*, 2014, *157:* 163-170 e1.

25. Song E, Sun H, Xu Y, et al.Age-related cataract, cataract surgery and subsequent mortality: a systematic review and meta-analysis. *PloS one*, 2014, *9:* e112054.

第四章　白内障的诊断和评估

第一节　视功能检查

　　长期以来，临床医生主要以视力作为白内障术前的主要检查指标。最新PPP 则更强调整体的"视功能"概念。视功能检查包括主观评估和客观检查两个方面。主观评估即评价患者自觉的视功能状态和视觉障碍，可通过特定视功能问卷进行系统评价和量化。但由于白内障通常是隐匿、缓慢地进展，患者可能因适应缓慢出现的视觉问题而不能主观意识到视功能的下降。因此，视功能还应进行客观评估，包括视力、对比敏感度、失能眩光、波前像差等。目前，没有单一的检查可全面反映白内障对患者视功能的影响。同样，没有单一的检查可明确界定需行白内障手术的视功能受损阈值。新版PPP 详细阐述了视功能相关的检查及其意义。

一、主观评估——视功能问卷

（一）视功能问卷的作用和意义

　　白内障可造成多样化的视觉问题。患者的主诉往往反映对生活影响最大的某个视觉障碍，并不能全面反映患者的视功能状态。目前已有多种较完善的视功能问卷，可全面、系统评价患者的主观视功能状态和自觉视力障碍。研究发现，与视力检查相比，视功能问卷对检测视觉障碍、预测术后改善的效能更强：Visual Function Index（VF-14）和 Activities of Daily Vision Scale（ADVS）等问卷与 Snellen 视力表相比，与术后视功能改善和患者满意度的相关性更大。

　　因此，国内医生在条件允许的情况下，也可更多地采用视功能问卷（已有汉化的标准视功能问卷，详见下文），更准确评估患者的视觉问题和手术的改善作用，其参考意义比视力更大。尤其是对于视力尚可，但存在特定视功能问题，难以进行手术决策的"纠结"中的患者，更可作为手术决策的重要参考和手术收益的准确评估手段。此外，在白内障相关临床研究中，视功能问卷可作为公认、有效的量化评估工具，很有研究意义。

（二）视功能问卷的种类

视功能相关问卷可分为两类：一类是包含视功能评估模块的全身健康状态问卷，另一类是视功能专门问卷。研究发现，相比于全身健康状态问卷，视功能专门问卷与白内障术后视功能改善的相关性更大。常用的全身健康状态问卷包括 Short Form-36（SF-36）和 Quality of Well-Being Scale；常用的视觉专门问卷包括 VF-14 及其精简版（如 VF-8R 和 VF-11R），National Eye Institute Visual Function Questionnaire（NEI-VFQ），Visual Activities Questionnaire，ADVS 和 Catquest-9SF。这些视功能问卷的内容涵盖了与视觉相关的各种日常活动，例如：VF-14 问卷包括驾驶、看指示图标、阅读报纸及书刊、签写支票、做饭、看电视、手工操作、参与体育运动、看清楼梯台阶、近距离认人等的能力共 14 个问题；NER-VFQ 问卷包括总视觉情况、眼部症状、近视力和远视力的活动困难、因视觉问题使社会功能受限、因视觉造成的精神健康、对视功能的期望、因视觉造成色觉的受限、因视觉问题依赖别人、驾驶困难、周边视野和色觉受限等 51 项。

同时，一些根据各国文化和语言改编的调查问卷也被广泛应用，例如 VF-14 被编译成数种语言版本，其中中文版 VF-14（Chinese-translated VF-14，图 4-1-1）和中文 VF-14 精简版 VF-11R（Chinese VF-11R）在临床应用中的有效性也被研究认可。

（三）视功能问卷的局限性

目前，这些视功能问卷已被作为有效评估视功能的标准化研究方法，但临床尚无统一标准的问卷量表。同时需要注意，视功能问卷有其局限性：受限于患者的文化程度和表达能力、增加医患双方的诊疗时间、患者本身没有意识到视力问题则出现"假阴性"、双眼程度相似的白内障患者对细微症状不敏感，以及问卷并不能包括所有的视觉问题等。因此，视功能问卷并不能作为决定白内障手术与否的唯一标准。

白内障视功能指数量表VF-14

VF-1. 因为视力问题，您看小字体（如药瓶上的说明书、通讯录、价格标签、银行单据、水费电费单）的困难有多大？

    0. 无任何困难

    1. 有点困难

    2. 中度困难

    3. 非常困难

    4. 完全无法完成

    5. 不适用

VF-2. 因为视力问题，您读书看报的困难有多大？

    0. 无任何困难

    1. 有点困难

    2. 中度困难

    3. 非常困难

    4. 完全无法完成

    5. 不适用

VF-3. 因为视力问题，您看大字体（如报纸上的大字印刷体、电话上的数字按键、挂钟、日历）的困难有多大？

    0. 无任何困难

    1. 有点困难

    2. 中度困难

    3. 非常困难

    4. 完全无法完成

    5. 不适用

VF-4. 因为视力问题，您认出身旁的人的困难有多大？

    0. 无任何困难

    1. 有点困难

    2. 中度困难

    3. 非常困难

    4. 完全无法完成

    5. 不适用

VF-5. 因为视力问题，您看清楼梯、台阶、路缘石的困难有多大？

    0. 无任何困难

    1. 有点困难

2. 中度困难

3. 非常困难

4. 完全无法完成

5. 不适用

VF-6. 因为视力问题，您看清各种标识牌（如交通标志、路标、商店标牌）的困难有多大？

0. 无任何困难

1. 有点困难

2. 中度困难

3. 非常困难

4. 完全无法完成

5. 不适用

VF-7. 因为视力问题，您做精细活（如编织、缝纫、使用手工工具）的困难有多大？

0. 无任何困难

1. 有点困难

2. 中度困难

3. 非常困难

4. 完全无法完成

5. 不适用

VF-8. 因为视力问题，您填表或签名的困难有多大？

0. 无任何困难

1. 有点困难

2. 中度困难

3. 非常困难

4. 完全无法完成

5. 不适用

VF-9. 因为视力问题，您参加娱乐活动（如麻将、扑克牌、象棋）的困难有多大？

0. 无任何困难

1. 有点困难

2. 中度困难

3. 非常困难

4. 完全无法完成

5. 不适用

VF-10. 因为视力问题，您参加体育活动（如羽毛球、门球、乒乓球、篮球、散步、做操、太极）的困难有多大？

0. 无任何困难

  1. 有点困难

  2. 中度困难

  3. 非常困难

  4. 完全无法完成

  5. 不适用

VF-11. 因为视力问题，您烹饪（洗米、洗菜、放调料）的困难有多大?

  0. 无任何困难

  1. 有点困难

  2. 中度困难

  3. 非常困难

  4. 完全无法完成

  5. 不适用

VF-12. 因为视力问题，您看电视的困难有多大?

  0. 无任何困难

  1. 有点困难

  2. 中度困难

  3. 非常困难

  4. 完全无法完成

  5. 不适用

VF-13. 因为视力问题，您白天驾车或骑车（如轿车、电动车、摩托车、自行车、三轮车）的困难有多大?

  0. 无任何困难

  1. 有点困难

  2. 中度困难

  3. 非常困难

  4. 完全无法完成

  5. 不适用

VF-14. 因为视力问题，您晚上驾车或骑车（如轿车、电动车、摩托车、自行车、三轮车）的困难有多大?

  0. 无任何困难

  1. 有点困难

  2. 中度困难

  3. 非常困难

  4. 完全无法完成

  5. 不适用

图 4-1-1　VF-14 视功能问卷中文版

二、客 观 评 估

（一）视力检测

PPP 指出，对于检测最高对比度（理想环境）下的视功能状态，Snellen 视力表是准确可靠的方式，在国际上广泛应用。Snellen 视力表是建立在最小可认知的视角是 1′的基础上，如图 4-1-2。国内广泛应用的"国际标准视力表"（视力计数为 0.1 ~ 1.0），其原理与 Snellen 视力表相同。目前远视力常规检查距离：美国定为 20 feet，在欧洲的一些国家定为 6m，我国为 5m。在记录方法上，欧美 Snellen 视力表采用分数计

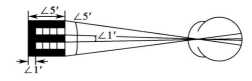

图 4-1-2　Snellen 视力表的 E 视标

数，我国"国际标准视力表"采用小数计数，两种计数的数值可直接转换。例如：Snellen 视力表的 20/20 对应"国际标准视力表"的 1.0，Snellen 视力表的 20/40 对应"国际标准视力表"的 0.5，等等。

PPP 并未提及目前在临床研究中广泛应用的另一种视力表——对数视力表，其测量的精确度比 Snellen 视力表等更好，结果也可直接用于统计，因此已在多个国内外大型研究中采用。其设计原理为：视力表行与行之间视标的大小以对数形式递减，视力表每行视标数目相同，视标之间距离成比例。ETDRS（Early treatment diabetic retinopathy study）视力表（图 4-1-3）是经

典的对数视力表，它以视角的对数形式来记录，行与行之间以 0.10 Log 增率递减，每 10 行变化 1 LogMAR，每行包括 5 个视标，每个视标代表 0.02LogMAR 的视力。对数视力表的优越性在于：记录方法可直接用于统计分析，同时避免了视觉拥挤效应对测量的影响，提高了视力值测定的精确性以及对视力差值的敏感性。

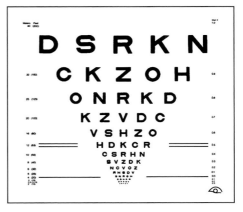

图 4-1-3　EDTRS 视力表

当然，在日常临床工作中，Snellen 视力表及国内的小数视力表仍是最常用的视力检测方式，其准确性已在长期的临床工作中得到认可。PPP 也未强求临床医生都采用对数视力表对患者进行检测。Snellen 视力表和小数视力表的测量值也可通过公式转换为 LogMAR 视力并进行统计分析，在临床研究和论文撰写中也是得到国际认可的。

研究表明，不论是对于单纯白内障患者，还是合并其他眼部疾患的并发性白内障患者，术前视力均可作为白内障术后视力改善的预测指标之一。统计结果显示，术前视力越差，术后视功能的提高越大。当然，如前所述，研究同时发现，与 Snellen 视力表相比，VF-14 等视功能问卷与术后视功能改善和患者满意度的相关性更大。

需要注意视力检查的局限性：视力表仅是反映在一定距离下、低照明环境中、对高对比度字母辨认情况下的特定视功能，往往会低估了实际生活中的其他多种视功能问题。例如，阅读（尤其是在低对比度环境下）、白天或夜间的失能眩光、夜间的光晕和星芒状放射、不对称的光学成像造成的单眼复视均可提示白内障导致视功能受损，但此时视力表检测结果可能仍然较好。

PPP 指出，此时通过进一步的视功能补充检查，有助于发现早期存在的视功能障碍，有一定的诊断意义。这些补充检查手段包括：失能眩光检测、对比敏感度检查、波前像差检查、眼内散射检查等。

（二）失能眩光检查

失能眩光检测是测量在患者视野范围内存在一束光源照射干扰时的视功能。早期白内障在产生全天候的视力影响之前，可表现为一个普遍存在的症状：在明亮照射的情况下（例如白天明亮阳光的照射，或夜晚迎面而来汽车前灯的照射）会产生显著的视功能障碍。这些患者在较暗光线的检查室中视力测量可正常或接近正常，但在有强光源存在的情况下，视力会出现显著的下降，即失能性眩光，此时的视力和对比敏感度检查结果即为失能眩光检测结果。

眼内散射光的增加是失能眩光的另一个表现形式，PPP 并未提及，但在临床上有相关研究，在此简要叙述。由于散射光线的存在，眼内使视网膜的成像产生重叠，从而造成成像的对比度下降，即导致失能眩光。鉴于散射光具有可测量性，许多研究认为可将散射光的测量作为眩光程度的另一评价方法。目前，临床上有 C-quant 散射光计量仪、欧卡斯视觉质量分析仪的 OSI 散射值等可用于散射光的测量，为白内障患者尤其是早期患者的眩光、光晕、夜间视力障碍等主观症状提供一定的客观依据。有研究证实，OSI 散射值与白内障分级显著相关。

失能眩光和眼内散射对早期白内障有一定诊断价值，可为手术时机的确定提供参考。需要注意的是，PPP 特别指出，眩光情况下视力的显著下降并非是白内障特有的症状，也可继发于其他情况，如眼表疾病；因此，需同时行裂隙灯和眼底检查排除其他眼部疾病，才能确认白内障是引起失能眩光的主要原因。

（三）对比敏感度检测

PPP 提出，对比敏感度对白内障造成的视功能下降也有一定的辅助诊断意义。对比敏感度是观察在不同对比度、亮度和空间频率下检测患者识别细微变化的能力，比 Snellen 视力表更能全面反映视功能，但检测也更为耗时。对于存在视力下降或晶状体变化但仅行 Snellen 视力表检查未检测出异常的患者，对比敏感度可能显示出视功能的受损。

目前临床上常用的检测方法有低对比度字母表（低对比度视力表、Pelli-Robson 检查表等）、光栅图片（Arden 印刷图片）、正弦光栅条纹检查法（CST-1800、OPTEC 6500、CSV-1000 等）、激光干涉条纹法（激光视网膜 - 大脑 MTF 测定仪）等。对比敏感度的检测技术已有很大的进步，但尚无统一标准或方法。

对比敏感度比视力更能准确、全面反映了患者的视功能状态，是决定是否需要实施白内障手术的有力参考。但与失能眩光一样，可造成对比敏感度下降的病因多样，并非早期白内障诊断的特异性指标，需行必要检查排除其他眼部疾病。

（四）波前像差检查

波前像差检查是 PPP 提到的另一种视功能辅助检查手段。人眼成像的波前像差的增大是造成视力和对比敏感度下降的直观解释。目前，测量人眼像差的方法主要包括激光光路追迹法、Hartmann-Shack 波前传感器检测法及空间分辨折射仪检测法，各种方法的准确性均被临床研究所证实。研究显示，即使轻度的白内障也会显示出波前像差的显著增加。例如，正常状态下，晶状体呈负球差，抵消了角膜稳定存在的正球面像差。当白内障发生后，晶状体波前像差的典型变化是向正球差方向转变，不能继续抵消角膜球差，造成全眼球差的上升，从而导致对比敏感度的下降。

综上所述，PPP 认为以上几种视功能辅助检查方法，对白内障患者有一定的诊断价值，可为白内障造成的视功能损害、手术的指征和收益提供一定的依据和参考，但并非是白内障围术期必需的检查手段和诊断依据。下面通过一个视功能检查的典型案例，帮助读者了解上述视功能检查在临床中的具体应用。

【视功能检查典型病例】

患者，男，62岁。术前术眼远视力0.7，诉视近不清、影响生活。

体检：术眼晶状体轻度混浊，角膜和眼底正常，角膜散光0.3D，B超、OCT、角膜内皮等检查结果无异常。

手术规划：远视力0.7不是常规手术指征，但患者要求恢复远、中、近全程视力；且经视功能问卷VF-14（Chinese-translated VF-14）评分，患者总分20分，得分处（即视力障碍）主要为近距离视功能相关问题：如看小字体、签名、完成精细活动等。因此，我们为其进行phaco+人工晶状体植入术，选择植入老视矫正型三焦点人工晶状体。

手术：白内障超声乳化＋三焦点人工晶状体（21.0D）植入术。

术后：患者反映近视力上升，全程视力良好，满足预期。

术前后视觉质量对比：

1. 术前术后全程视力（图4-1-4）　术后远、中、近距离视力都优于术前，尤其近、中视力上升更为显著。

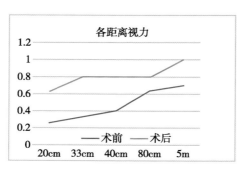

图4-1-4　白内障术前及术后各距离视力

2. 视功能问卷VF-14评分　由术前20分下降为术后4分（得分越低，视力障碍越少）。术前的主要视力障碍为近距离视力障碍，术后基本得到解决。

3. 对比敏感度（图4-1-5）　由于三焦点IOL的分光作用，术后各环境下的对比敏感度整体有所下降；尤其在眩光环境下。故患者术后初期有眩光主诉，2~3周后逐渐适应，无不适主诉。

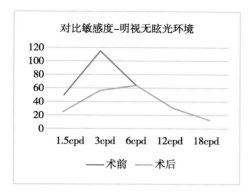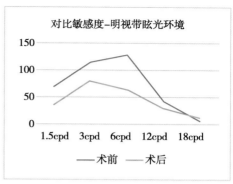

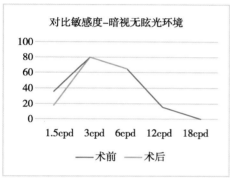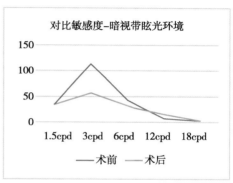

图 4-1-5 白内障术后对比敏感度

4．屈光分析仪　OPD-Scan Ⅲ 检测 MTF（Modulation Transfer Function，调制传递函数） 与对比敏感度的下降一致，OPD 显示术后 MTF 值较术前略有降低（图 4-1-6）。

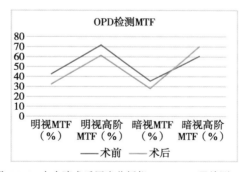

图 4-1-6 白内障术后屈光分析仪 OPD-Scan Ⅲ 检测 MTF

5．屈光分析仪　OPD-Scan Ⅲ 检测像差（术后像差增大） 与 MTF 下降相一致，OPD 显示患者的整体像差略有上升（图 4-1-7）。

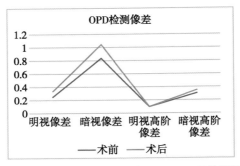

图 4-1-7　白内障术后屈光分析仪 OPD-Scan Ⅲ检测像差

6. OQAS（欧卡斯）客观视觉质量分析系统检测　显示眼内散射下降，调节力上升，MTF、SR 和对比敏感度视力比术前略差（与对比敏感度仪和 OPD 检测结果一致）。

	术前	术后
眼内散射 OSI 值	1.3	1.1
调节力	＞1.5D	＞3D
MTF CUTOFF（MTF 截止频率）	41.608	39.001
SR（斯特列尔比，Strehl Ratio））	0.301	0.272
VA100%（对比敏感度视力）	1.39	1.3
VA20%（对比敏感度视力）	1.27	1.16
VA9%（对比敏感度视力）	0.97	0.86

综上，该患者为早期白内障，行白内障摘除＋三焦点人工晶状体植入术后，患者近、中距离视力显著提高，视功能问卷评分明显改善，但由于三焦点人工晶状体的分光作用，对比敏感度和 MTF 值略有下降，尤其在眩光环境下较为明显；检测结果解释了患者术后早期存在的眩光主诉。该患者经过 2～3 周的适应过程后，无不适主诉，对全程视力的改善颇感满意。

（典型病例提供：郑天玉　卢　奕）

目前虽然没有单一的检查或测试可全面反映白内障对患者视功能的影响、界定需行白内障手术的视功能受损阈值，但是视功能的主、客观评价方法已逐渐发展成为较成熟和完善的体系，为白内障的早期诊断和手术决策提供了更多的参考，并推动着白内障手术指征向着更为合理和精准的方向发展。

（郑天玉　樊　琪　卢　奕）

参考文献

1. Steinberg EP, Tielsch JM, Schein OD, et al. The VF-14. An index of functional impairment in patients with cataract. Archives of ophthalmology, 1994, 112: 630-638.

2. Rosen PN, Kaplan RM, David K. Measuring outcomes of cataract surgery using the Quality of Well-Being Scale and VF-14 Visual Function Index. Journal of cataract and refractive surgery, 2005, 31: 369-378.

3. Damiano AM, Steinberg EP, Cassard SD, et al. Comparison of generic versus disease-specific measures of functional impairment in patients with cataract. Medical care, 1995, 33: AS120-130.

4. Quintana JM, Arostegui I, Alberdi T, et al. Decision trees for indication of cataract surgery based on changes in visual acuity. Ophthalmology, 2010, 117: 1471-1478, 1478 e1-3.

5. Artal P, Benito A, Perez GM, et al. An objective scatter index based on double-pass retinal images of a point source to classify cataracts. PloS one, 2011, 6: e16823.

第二节　眼　科　体　检

新版 PPP 指出，眼部综合评估（病史和体格检查）应包括以下成人综合眼科检查项目，特别是和白内障的诊断和治疗相关的项目。

一、患 者 病 史

患者病史应包括对患者的全身状态、相关医疗情况、目前用药情况以及其他可能影响手术方式和结果的危险因素评估（如全身免疫抑制情况、α_1 受体阻滞剂的使用、糖尿病）。

根据临床经验，我们认为术前应综合评估患者的全身疾病情况，尤其是糖尿病、缺血性心脏病、慢性阻塞性肺病、出血性疾病、全身应用糖皮质激素类药物引起的肾上腺功能抑制等。糖尿病患者一般瞳孔较难散大，且长期糖尿病患者常合并的眼底病变，可能影响手术难度和预后。询问患者是否使用影响手术结果的药物，如前列腺肥大患者长期服用过 α_1 受体阻滞剂术中要留意虹膜松弛综合征的发生；免疫制剂和抗凝药物的应用，因白内障手术出血风险较小，患者术前无须停用抗凝药物。但手术医生如需改变患者的这些用药情况，一定要提前和患者的内科医生协商。

同时还要记录患者是否存在药物过敏史以及影响沟通能力的因素，如耳聋、语言障碍、痴呆、幽闭恐惧症、头部震颤、肌肉骨骼异常等，这些都将决定麻醉方式的选择。此外，还要评估患者的全身状态能否耐受手术过程。患者如存在无法耐受手术的全身疾病的风险，应去内科医生处做相应检查，然而常规白内障术前检查这些并不能增加手术的安全性。

二、视 力 检 查

视力检查应包括当前屈光矫正下的远视力（记录当前矫正度数），如有可能还有近视力。

测量患者在明环境和暗环境下的视力很有必要，通常患者的视力是在眼科医生暗的诊室里测量的，这可能会减轻白内障所致的视力下降，因此在明亮环境下检测视力更为准确。同时远视力、近视力以及当前矫正后的视力测量也是必需的，有助于人工晶状体（IOL）度数的预算以及术后获得理想的屈光度数。

三、最佳视远矫正视力测量

核型白内障常导致近视漂移，因此评估当前矫正视力和屈光度数的同时还需评估患者的最佳视远矫正视力和屈光度数。

四、屈光参差度数评估

术前检查双眼屈光状态及度数，若双眼间存在屈光参差大于 2.0 屈光度以上，戴框架眼镜容易产生双眼融合困难，此时白内障手术提倡早做，以便于达到双眼的屈光平衡和双眼单视功能。

五、必要时做眩光检查

　　眩光是对光线的主观视觉反应。若患者无明显眼病，在视网膜产生明适应之前，明亮的光线可导致不适的眩光，但这不影响视功能。当白内障形成时，入射光线在经过白内障时被分散，引起光散射，导致失能性眩光。在昏暗的环境下，白内障患者虽然有时可保持良好的视力，眩光会更明显。皮质和后囊膜下型白内障通常较易造成日间眩光，而核型白内障更倾向于发生夜间眩光。失能性眩光是白内障患者常见症状。

　　眩光检查设备利用眩光源检查患者在有、无眩光源两种条件下测得的视力有无差异，如有差异则表明为失能性眩光。目前眩光检查仍无统一的标准，但失能性眩光与白内障的症状具有很好的关联性，因此眩光检查非常有用。

六、瞳孔功能评估

　　白内障术前，瞳孔功能的评估非常必要。检查瞳孔直接和间接对光反应，是否存在相对瞳孔传入阻滞（RAPD，即 Marcus Gunn 瞳孔），当 RAPD 阳性时说明该眼患有广泛的视网膜病变或者视神经病变。由于视网膜或视神经病变，RAPD 阳性的白内障患者术后视力提高有限，术前需要告知患者。

　　同时还要仔细检查患者在不同光线刺激下瞳孔的大小，这有助于 IOL 类型的选择。如小光学面的 IOL 则不适合植入弱光下瞳孔比较大的患者，否则患者会有眩光或幻影；而小瞳孔患者则不适合植入多焦点 IOL。此外，还要评估患者瞳孔能否被充分散大（特别是有糖尿病、瞳孔后粘连、剥脱综合征、全身服用过 α_1 受体阻滞剂或长期使用缩瞳剂的患者）。小瞳孔下行白内障手术会大大增加手术的并发症，常需要使用瞳孔扩大技术或扩张器辅助手术。

七、眼球集合和眼球运动检查

　　术前需要检查眼球集合和运动情况，异常的眼球运动提示可能存在引起视力差的弱视性斜视，术前须告知患者。如果患者存在因斜视导致的双眼融合问题，术后可能会有复视。如果术前患者白内障非常严重，术后视力提高的同时可能会伴有眼球集合困难。

八、外眼检查（眼睑、睫毛、泪器、眼眶）

白内障手术前应评估患者的身体习惯，外眼和眼附属器有无异常。锁骨上过多脂肪、驼背、强直性脊柱炎、全身肥胖、头部震颤、眼球内陷、眉弓突出等都会影响手术方法的选择。同时，睑内翻、睑外翻、眼睑闭合异常以及泪膜异常等均会影响眼表的功能，从而影响术后眼睛的恢复。严重的睑缘炎、酒渣鼻会增加术后眼内炎的风险，故需在术前予以干预治疗。此外活动性的鼻泪管病变，特别是有过炎症、感染或者阻塞病史的患者，亦应及时治疗。

九、眼 压 测 量

眼压测量是白内障术前常规检查项目之一，尤其是青光眼患者，术前应尽量控制眼压，过高的眼压会增加术中急性出血的风险。

十、裂隙灯检查

裂隙灯检查包括眼前段检查及散瞳后的晶状体、玻璃体、黄斑、周边视网膜和视神经。

具体检查内容如下：

裂隙灯下需要检查患者是否患有影响手术或术后恢复的结膜病变；角膜上皮、内皮状况，角膜透明与否，角膜缘有无新生血管、既往角膜手术情况，这些关注点对角膜切口的选择、IOL 度数预算、预后评估等至关重要；

检查患者的前房深度，浅前房可能合并有窄房角、小眼球、短眼轴、晶状体膨胀或者眼后段病变引起的晶状体虹膜隔前移等；同时术前房角镜检查可以排除房角异常，如周边虹膜前连、房角新生血管、动脉环突出等；使用三面镜检查还可评估外伤患者或先天性晶状体脱位患者晶状体悬韧带情况；

房角镜检查对于判断房角有无粘连、新生血管和后退相当重要。

裂隙灯下需要检查散瞳前和散瞳后的晶状体外观，如散瞳后可以更好评估晶状体核硬度，且容易发现剥脱综合征的眼部体征，也更容易观察眼底红光反射情况，有助于进一步检查眼底病变。

散瞳后除了上述晶状体检查外，更易于观察晶状体悬韧带情况，晶状体偏离中心、晶状体震颤、晶状体赤道部与瞳孔缘距离增大等都提示晶状体悬韧带的异常。当手术发现这些情况时，即可以考虑选择适当的手术技术，如张力环或其他手术方式等。散瞳后检查黄斑、周边视网膜、视神经和玻璃体情况对评估术后视力恢复情况至关重要，尤其是黄斑病变的排查；检查周边视网膜是否存在玻璃体视网膜牵引、视网膜裂孔和视网膜格子样变性，以便于术前及时治疗。

十一、评估患者身心状况相关方面（即合作和平卧的能力）

术前不仅要评估患者的身体条件能否耐受整个手术过程，同时还要关注患者精神因素，如患者是否存在服用违禁药物、精神异常等，这些因素的存在关系到白内障术后的视力能否按计划正常康复。

十二、评估患者是否存在沟通障碍（语言和听力障碍）

患者若存在语言沟通障碍或者听力问题，为保证手术正常安全进行，手术选择全身麻醉。

（季樱红　荣先芳　卢　奕）

参考文献

1. Feder RS, Olsen TW, Prum BE Jr, et al. Comprehensive adult medical eye evaluation preferred practice pattern® Guidelines. Ophthalmology, 2016, 123: 209-236.

2. Chang DF, Braga-Mele R, Mamalis N, et al. ASCRS Cataract Clinical Committee. ASCRS white paper: clinical review of intraoperative floppy iris syndrome. J Cataract Refract Surg, 2008, 34 (12): 2153-2162.

3. Chang DF, Campbell JR. Intraoperative floppy iris syndrome associated with tamsulosin. J Cataract Refract Surg. 2005, 31 (4): 664-673.

4. Marcus EN, Gayer S, Anderson DR. Medical evaluation of patients before ocular surgery. Am J Ophthalmol, 2003, 136 (2): 338-339.

5. Wiggins MN, Irak-Dersu I, Turner SD, et al. Glare testing in patients with cataract after dilation. Ophthalmology, 2009, 116 (7): 1332-1335.

6. Ozturk F, Osher RH. Capsular staining recent developments. Curr Opinion Ophthalmol. 2006, 17 (1): 42-44.

7. Pandey SK, Werner L, Escobar-Gomez M, et al. Dye-enhanced cataract surgery. Part 1: anterior capsular staining for capsulorrhexi in advanced/white cataract. J Cataract Refract Surg, 2006, 26 (7): 1052-1059.

第三节 眼科辅助检查

新版 PPP 指出，术前眼科辅助检查不是特异性针对白内障，但可以有助于确定患者出现视觉症状的原因、视觉症状的严重程度以及哪种伴发病可能导致了这些症状。在大多数患者，通过比较裂隙灯的检查结果和患者的具体症状，眼科医生即可以确定白内障是否是视力下降的原因。

有时，患者会有与白内障严重程度不相称的视觉症状。因此，新版 PPP 认为单独的视力检查不能量化某些视觉症状，如因眩光和对比敏感度下降所致的视觉障碍。此外，新版 PPP 认为在暗的检查环境下用高对比度、明亮照明的视标下检查视力可能会明显低估了在各种照明和对比度条件下的患者所体验到的视功能问题。因此建议，可以在室内照明分别开启和关闭的条件下测量视力，同时比较两种情况下的视力。

眩光检测可以确定患者在视野范围内光源刺激下的视力损害程度。白内障在明亮的环境下会产生严重的视觉障碍，如在白天明媚的阳光下或夜间迎面而来的汽车前灯照射下。有些白内障患者在暗的检查室内检查视力可能正常或接近正常，但这些患者在眩光源下重新测视力时，视力（或对比敏感度）可能会急剧下降。然而，新版 PPP 指出眩光源下检查视力明显下降并不是白内障患者所特有，也有可能是继发于其他眼部疾病，如眼表疾病。因此认为，需要裂隙灯检查 / 检眼镜检查来确定眩光是否是由白内障引起。新版 PPP 指出，杂散光（或散射光）可以用来测量眩光，并可用于评估眩光的程度和白内障手术的适应证。

对比敏感度检查是使用不同对比度、不同亮度和不同空间频率的数字来测试患者对这些阴影细微变化的察觉能力，与 Snellen 视力检查相比是一种更综合、更为耗时的视功能检测方法。对于主诉有视力下降同时有晶状体改变的患者，对比敏感度检查可能会显示出单纯用 Snellen 视力表检查视力所不能发现显著的视功能下降。很多因素可以导致对比敏感度下降（同时伴有 Snellen 视力下降），因此该检查不是白内障导致视力下降的特异指标。尽管在过去的几年中对比敏感度检查方法取得很大进展，但新版 PPP 认为目前该检查仍然缺乏标准化和普遍接受的方法。

眼波前像差检查已显示，即使是轻度白内障也可能与视觉像差明显增加相关。如晶状体本身存在的负球面相差可以和角膜本身存在稳定的正球面相差相抵消。一般在人的晚年，白内障的形成通常会引起眼球正球面相差增加，从而导致对比敏感度降低。这种现象可能解释了为何一些老年人晶状体轻度混浊，最佳矫正视力（BCVA）相当好却主诉视力障碍的原因。新版 PPP 认为角膜像差的测量对 IOL 的选择非常有用，也有助于适宜的高端 IOL 的挑选。

当黄斑异常时，黄斑区域的前置镜和检眼镜检查不一定能预测黄斑的功能。新版 PPP 认为，潜视力检查有助于预测白内障术后的视力预后，为某些情况下提供了有用的信息；但视力低于 20/100 的白内障患者，潜视力检查就不可靠了。

主观潜视力检查包括潜视力计、激光干涉仪和激光扫描检眼镜。这些检查投射到视网膜上的图像均要通过晶状体相对透明的区域，要求患者辨认字母或图案。最新的仪器设备可能提供更为精确的潜视力评估。其他检查如潜视力针孔，要求患者通过近处的试镜框阅读明亮照明的近视力卡。这种近视力卡针孔方法比需要技术依赖的潜视力计和扫描激光检眼镜更简单、更便宜。新版 PPP 指出，当眼部有其他并发症时，白内障术前远视力为 20/100 或更好时，潜视力计可以更准确地预测术后视力。

新版 PPP 还强调了泪液功能评估的重要性，认为泪河和泪液破裂时间（少于 10 秒）的下降、泪膜中碎片、Schirmer 试验显示基础泪液分泌值低、角膜上皮细丝或点状糜烂均是泪液功能异常的指征，可能会影响手术预后。

电生理检查（如视网膜电图和视觉诱发电位）是检测给予视觉刺激时的电反应，新版 PPP 指出，电生理检查可显示无法语言沟通患者的潜在视功能。

使用角膜内皮镜检查和角膜厚度测量来评估术前已知角膜内皮细胞病变患者的角膜条件在白内障术后是否能够保持透明。新版 PPP 认为这些检查通常不是必需，但对角膜内皮细胞营养不良、既往眼内手术史或外伤所致的角膜内皮细胞功能可疑异常的患者可能有用。但新版 PPP 引用的数项研究表明，角膜内皮镜检查对预测白内障术后角膜能否保持透明的准确性相对较低。

虽然不是常规需要，使用角膜地形图或断层成像技术评估角膜轮廓可有助于确定角膜屈光力和形态的不规则性是否对视功能损害有影响。新版 PPP 认为角膜轮廓检查有助于角膜规则散光和不规则散光的评估和处理，特别是在考虑使用高端 IOL、行角膜缘松解术或行散光性角膜切开术联合白内障手术时。此外，Scheimpflug 仪器可以评估角膜后表面散光。新版 PPP 认为其有助于 toric IOL 的选择和散光的处理。角膜曲率测量是一种简单而有助于评估角膜表面不规则程度（如角膜上皮基底膜营养不良）的测量，这种不规则性可导致视力障碍。

新版 PPP 指出，即使直接检眼镜检查表明黄斑中心凹和周围区域看起来正常，在白内障手术前，光学相干断层扫描（OCT）和荧光素血管造影技术有助于评估黄斑中心凹的结构、确定是否伴有视网膜疾病以及眼前段疾病如后极性白内障的存在。

当严重白内障或其他屈光介质混浊而无法检查眼后段或者无法证实眼内病灶、视网膜脱离或后葡萄肿时，新版 PPP 认为 B 型超声是比较合适的检查方法。此外，视野、外眼照相和眼底照相以及特定的色觉检查作为白内障术前常规检查并没有价值。

（季樱红　荣先芳　卢　奕）

参考文献

1. Adamsons I, Rubin GS, Vitale S, et al. The effect of early cataracts on glare and contrast sensitivity. A pilot study. Arch Ophthalmol, 1992, 110: 1081-1086.

2. Holladay JT, Prager TC, Trujillo J, et al. Brightness acuity test and outdoor visual acuity in cataract patients. J Cataract Refract Surg, 1987, 13: 67-69.

3. Yamaguchi T, Negishi K, Tsubota K. Functional visual acuity measurement in cataract and intraocular lens implantation. Curr Opin Ophthalmol, 2011, 22: 31-36.

4. van der Meulen IJ, Gjertsen J, Kruijt B, et al. Straylight measurements as an indication for cataract surgery. J Cataract Refract Surg, 2012, 38 (5): 840-848.

5. Elliott DB, Bullimore MA. Assessing the reliability, discriminative ability, and validity of disability glare tests. Invest Ophthalmol Vis Sci, 1993, 34: 108-119.

6. Wang L, Santaella RM, Booth M, et al. Higher-order aberrations from the internal optics

of the eye. J Cataract Refract Surg, 2005, 31: 1512-1519.

7. Beiko GH. Personalized correction of spherical aberration in cataract surgery. J Cataract Refract Surg, 2007, 33: 1455-1460.

8. Solomon JD. Outcomes of corneal spherical aberration-guided cataract surgery measured by the OPD-scan. J Refract Surg, 2010, 26: 863-869.

9. Melki SA, Safar A, Martin J, et al. Potential acuity pinhole: a simple method to measure potential visual acuity in patients with cataracts, comparison to potential acuity meter. Ophthalmology, 1999, 106 (7): 1262-1267.

10. Gus PI, Kwitko I, Roehe D, Kwitko S. Potential acuity meter accuracy in cataract patients. J Cataract Refract Surg 2000, 26: 1238-1241.

11. Lasa MS, Datiles MB, 3rd, Freidlin V. Potential vision tests in patients with cataracts. Ophthalmology, 1995, 102: 1007-1011.

12. Hofeldt AJ, Weiss MJ. Illuminated near card assessment of potential acuity in eyes with cataract. Ophthalmology, 1998, 105: 1531-1536.

13. Cuzzani OE, Ellant JP, Young PW, et al. Potential acuity meter versus scanning laser ophthalmoscope to predict visual acuity in cataract patients. J Cataract Refract Surg, 1998, 24: 263-269.

14. Epitropoulos AT, Fram NR, Masket S, et al. Evaluation of a new Controlled point source LED glare tester for disability glare detection in participants with and without cataracts. J Refract Surg, 2015, 31: 196-201.

15. Chang MA, Airiani S, Miele D, et al. A comparison of the potential acuity meter (PAM) and the illuminated near card (INC) in patients undergoing phacoemulsification. Eye (Lond), 2006, 20: 1345-1351.

16. Savini G, Naeser K. An analysis of the factors influencing the residual refractive astigmatism after cataract surgery with toric intraocular lenses. Invest Ophthalmol Vis Sci, 2015, 56: 827-835.

17. Hirnschall N, Hoffmann PC, Draschl P, et al. Evaluation of factors influencing the remaining astigmatism after toric intraocular lens implantation. J Refract Surg, 2014, 30: 394-400.

18. Hirnschall N, Gangwani V, Crnej A, et al. Correction of moderate corneal astigmatism during cataract surgery: toric intraocular lens versus peripheral corneal relaxing incisions. J Cataract Refract Surg, 2014, 40: 354-361.

19. Wade M, Steinert RF, Garg S, et al. Results of toric intraocular lenses for post-penetrating keratoplasty astigmatism. Ophthalmology, 2014, 121: 771-777.

20. Chan TC, Li EY, Yau JC. Application of anterior segment optical coherence tomography to identify eyes with posterior polar cataract at high risk for posterior capsule rupture. J Cataract Refract Surg, 2014, 40: 2076-2081.

第五章　白内障的预防和非手术治疗

一、白内障的预防

年龄相关性白内障（age-related cataract，ARC）是全球范围内首要的致盲性眼病。流行病学调查显示，50 岁以上的人群中白内障的患病率高达39.9% ~ 48.2%。目前，白内障可以通过手术治愈，但术中需要植入的折叠型 IOL 价格相对昂贵，对经济发展不平衡、地区差异大的中国来说，仍有部分地区经济落后，尚无条件接受手术治疗。任何能够部分降低白内障发病风险的预防措施都会产生巨大的公共健康效应，能够采取措施最大限度地保护患者的视功能、提高生活质量，对于减少患者、社会以及国家的负担均具有重要意义。因此，白内障的预防与高危因素控制一直是各国学者关注的重点。新版 PPP 针对如下几个方面阐述了白内障的预防策略。

（一）吸烟是白内障的高危因素

新版 PPP 明确指出，吸烟与晶状体核硬化相关，且存在剂量效应；吸烟还能增加后囊膜下型白内障的风险，并在一定程度上与皮质型白内障相关。研究表明，既往吸烟者比现行吸烟者发生白内障的概率和白内障手术率均明显要低，重度吸烟者的风险可能持续数十年。因此新版 PPP 提出，应告知患者吸烟导致白内障的风险，并建议患者戒烟（*Ⅱ +，高质量，强烈推荐*）。

（二）紫外线辐射可加速白内障的发生与发展

新版 PPP 提出，紫外线（UV）-B 辐射的终身累积暴露已被证实与晶状体混浊有关。因此，PPP 推荐使用遮阳帽和阻挡 UV 的太阳镜作为预防手段（*Ⅱ -，高质量，强烈推荐*）。

（三）微量元素对于晶状体可能存在一定的保护作用

新版 PPP 认为，饮食摄入和营养补给（包括各种维生素）对于白内障的预防和治疗几乎无作用。

由于目前的研究结论尚存在一定的矛盾，因此新版 PPP 特别指出，微量元素、复合维生素和矿物质补充剂在延缓 ARC 中的作用尚存在争议。

一项对随访 2.1～12 年，包含 112 272 例样本的 9 项临床试验的柯克兰评价发现没有证据支持高剂量的维生素 E、维生素 C 或 β- 胡萝卜素能够防止白内障的发生。最近一项对男性的观察性队列研究发现高剂量的维生素 C 和维生素 E 能够增加 ARC 的风险。另一项对女性的队列研究发现 ARC 与高剂量的维生素 C 相关。近期的一项随机临床试验发现，长期每天补充硒和（或）维生素 E 对 ARC 的发病可能没有大的益处。年龄相关性眼病研究 2（age-related eye disease study 2，AREDS2）的结果发现，日常补充叶黄素 / 玉米黄质并不能显著降低白内障手术率或视力丧失。很少有证据表明长期大剂量使用抗氧化剂能够延缓 ARC 进展，然而，最近的一项双生子研究表明，口服维生素 C 能够减少晶状体核硬化。在 2006 年，一项由健康研究和质量机构进行循证实践中心的系统文献综述没有发现复合维生素 / 矿物质补充剂对预防白内障的益处。然而近期文献系统综述发现复合维生素 / 矿物质能够延缓 ARC 发展。一项随机试验在 9 年的随访中发现，补充复合维生素 / 矿物质能够降低核型白内障的风险（减少 34%），但其 PSCs 的发生率明显增加（2 倍）。一项近期由男医生参与的大型随机对照试验表明，长期每天使用复合维生素能够适度降低核性白内障的发生。一项以诊所为基础的前瞻性队列研究显示，服用善存复合维生素能够降低核型白内障的风险，同时不增加 PSC 的发生。因此，新版 PPP 强调，目前仅有部分证据表明，复合维生素 / 矿物质补充剂可能降低核型白内障的风险。

新版 PPP 还补充了一些观察性研究表明，健康饮食与生活对于预防白内障的益处。在附录中概述了营养与白内障的相关研究。长期增加体力活动和锻炼可能降低白内障的风险。相反，低活动量或久坐则可能加速白内障的形成。

（四）部分药物的长期使用可导致白内障的发生及进展加速

长期使用某些药物或接触化学药物可致不同程度的晶状体混浊，易引起白内障的全身使用药物有类固醇、氯喹、氯丙嗪等；局部使用的药物有糖皮质激素、碘磷灵、毛果芸香碱等；化学物质有三硝基甲苯、二硝基酚汞等。

1. 新版 PPP 认为他汀类药物与白内障的关系尚存在争议　他汀类药物在心血管疾病一级预防中的应用与日俱增，考虑到心血管疾病的高发病率，以及维持一定视力对老年人的重要性，这个问题必须得到重视。现有的研究部分认为他汀类药物在延缓白内障的进展中有一定的作用，而亦有多项研究认为他汀类药物的使用会增加白内障的风险。最近的一项 meta 分析总结了 14 项有关他汀类药物与白内障关系的研究，认为他汀类药物在延缓白内障的进展中有一定的作用。与上述研究结论相反的研究表明，他汀类药物的使用会增加白内障的风险，而这些研究均未被纳入上述 meta 分析中。因此，新版 PPP 指出，迄今为止关于他汀类药物与白内障的关系尚有争议。

2. 激素的长期使用可导致白内障的发生及进展　白内障通常见于较长时间全身或局部应用激素的患者，尤其是全身应用激素，通常患者都会有半年以上使用激素的历史。以往的研究普遍认为，长期吸入或口服糖皮质激素的患者，其白内障的风险大大增加。但新版 PPP 特别指出，鼻部糖皮质激素的使用相对不易引起白内障的进展。

3. 药物性白内障的预防与治疗　新版 PPP 指出，药物性白内障的预防与治疗应注意以下几点。

（1）注意合理用药，如长期接触一些可能致白内障的药物和化学药品时，应定期检查晶状体。

（2）如果发现有药物性白内障，应停用药物，脱离与化学药品的接触；

（3）当药物性白内障明显影响到工作和生活时，行白内障手术治疗。

二、非手术治疗

手术是目前白内障的主要治疗方式。ARC 作为首要致盲性眼病，手术仍然是目前唯一有效的治疗手段。新版 PPP 再次强调，对视力影响显著的白内障首选手术治疗。

1. 白内障的早期表现

（1）无痛无觉的进行性视力减退。

（2）近视度数加深，需要经常频繁更换眼镜。白内障发生初期，因晶状体凸度加大，故而形成近视。

（3）单眼视物重影，眼前固定黑影，视物发灰、发暗及怕光等症状。

白内障的病程往往较长，视力的下降存在一个相对缓慢的过程，因此在白内障发病的早期，合理的非手术治疗对于暂时性维持患者的有效视力、保障患者的生活质量尤为重要。

2. 白内障的非手术治疗　新版 PPP 特别提出，目前尚没有药物能够消除现有的白内障或延缓其进展。眼科医生应告知患者目前尚没有足够有效的药物能够治疗白内障。白内障的预防对于延长患者有效视力、减轻家庭及社会负担具有重要的意义。因此，给予患者合理的预防措施咨询、对患者的日常生活进行健康指导是十分重要的。

新版 PPP 提出的非手术治疗包括以下内容：

（1）为患者提供白内障相关视觉症状的咨询、解释视力下降的诱因，以及开具新眼镜以矫正晶状体导致的屈光不正。

（2）在某些情况下手术可以延迟，可使用散瞳剂来缓解位于视轴中心小范围的白内障，但要注意散瞳剂可能诱发青光眼的风险。

（3）给单眼白内障导致症状性屈光参差的患者在视力显著减退前开具接触镜处方。

3．重视患者的健康指导　新版 PPP 强调，患者可以通过减少暴露已知的危险因素，例如通过戒烟或控制糖尿病来减少白内障的发生或发展风险；而医生的建议是患者戒烟的重要动力，白内障能够给眼科医生一个机会讨论戒烟对于眼部乃至全身健康的益处。应告知长期口服和吸入糖皮质激素治疗的患者其白内障形成的风险增加，考虑采用激素可替代疗法。宽边太阳帽和阻断 UV 的太阳镜对于降低白内障形成的风险虽尚无定论，但 PPP 认为可作为合理的防护措施。

（竺向佳　邱晓頔　卢　奕）

参考文献

1. Richter GM, Torres M, Choudhury F, et al.Los Angeles Latino Eye Study Group. Risk factors for cortical, nuclear, posterior subcapsular, and mixed lens opacities: the Los Angeles Latino Eye Study. Ophthalmology, 2012, 119: 547-554.

2. Christen WG, Manson JE, Seddon JM, et al. A prospective study of cigarette smoking and risk of cataract in men. JAMA, 1992, 268: 989-993.

3. Christen WG, Glynn RJ, Ajani UA, et al. Smoking cessation and risk of age-related cataract in men. JAMA, 2000, 284: 713-716.

4. Lindblad BE, Hakansson N, Svensson H, et al. Intensity of smoking and smoking cessation in relation to risk of cataract extraction: a prospective study of women. Am J Epidemiol, 2005, 162: 73-79.

5. Klein BE, Klein R, Lee KE, et al. Socioeconomic and lifestyle factors and the 10-year incidence of age-related cataracts. Am J Ophthalmol, 2003 136: 506-512.

6. McCarty CA, Nanjan MB, Taylor HR. Attributable risk estimates for cataract to prioritize medical and public health action. Invest Ophthalmol Vis Sci, 2000, 41: 3720-3725.

7. Delcourt C, Carriere I, Ponton-Sanchez A, et al. POLA Study Group. Light exposure and the risk of cortical, nuclear, and posterior subcapsular cataracts: the Pathologies Oculaires

Liees a l'Age (POLA) Study. Arch Ophthalmol, 2000, 118: 385-392.

8. Neale RE, Purdie JL, Hirst LW, et al. Sun exposure as a risk factor for nuclear cataract. Epidemiology, 2003, 14: 707-712.

9. Zhu M, Yu J, Gao Q, et al. The relationship between disability-adjusted life years of cataracts and ambient erythemal ultraviolet radiation in China. J Epidemiol, 2015, 25: 57-65.

10. Mathew MC, Ervin AM, Tao J, Davis RM. Antioxidant vitamin supplementation for preventing and slowing the progression of age-related cataract. Cochrane Database Syst Rev 2012, Issue 6. Art. No.: CD004567. DOI: 10.1002/14651858.CD004567.pub2.

11. Chew EY, SanGiovanni JP, Ferris FL, et al. Age-Related Eye Disease Study 2 (AREDS2) Research Group. Lutein/zeaxanthin for the treatment of age-related cataract: AREDS2 randomized trial report no. 4. JAMA Ophthalmol, 2013, 131: 843-850.

12. Yonova-Doing E, Forkin ZA, Hysi PG, et al. Genetic and dietary factors influencing the progression of nuclear cataract. Ophthalmology, 2016, 123: 1237-1244.

13. Zhao LQ, Li LM, Zhu H, The Epidemiological Evidence-Based Eye Disease Study Research Group. The effect of multivitamin/mineral supplements on age-related cataracts: a systematic review and meta-analysis. Nutrients, 2014, 6: 931-949.

14. Rautiainen S, Lindblad BE, Morgenstern R, et al. Total antioxidant capacity of the diet and risk of age-related cataract: a population-based prospective cohort of women. JAMA Ophthalmol, 2014, 132: 247-252.

15. Williams PT. Prospective epidemiological cohort study of reduced risk for incident cataract with vigorous physical activity and cardiorespiratory fitness during a 7-year follow-up. Invest Ophthalmol Vis Sci, 2009, 50: 95-100.

16. Kostis JB, Dobrzynski JM. Prevention of cataracts by statins: a meta-analysis. J Cardiovasc Pharmacol Ther, 2014 19: 191-200.

17. Leuschen J, Mortensen EM, Frei CR, et al. Association of statin use with cataracts: a propensity score- matched analysis. JAMA Ophthalmol, 2013, 131: 1427-1434.

18. Cumming RG, Mitchell P, Leeder SR. Use of inhaled corticosteroids and the risk of cataracts. N Engl J Med, 1997, 337: 8-14.

19. Klein BE, Klein R, Lee KE, et al. Drug use and five-year incidence of age-related cataracts: The Beaver Dam Eye Study. Ophthalmology, 2001, 108: 1670-1674.

20. Ahmadi N, Snidvongs K, Kalish L, et al. Intranasal corticosteroids do not affect intraocular pressure or lens opacity: a systematic review of controlled trials. Rhinology, 2015, 53: 290-302.

21. Hennis A, Wu SY, Nemesure B, et al. Risk factors for incident cortical and posterior subcapsular lens opacities in the Barbados Eye Studies. Arch Ophthalmol, 2004, 122: 525-530.

22. Leske MC, Wu SY, Hennis A, et al. Diabetes, hypertension, and central obesity as cataract risk factors in a black population: the Barbados Eye Study. Ophthalmology, 1999, 106: 35-41.

23. Kanthan GL, Wang JJ, Rochtchina E, et al. Use of antihypertensive medications and

topical beta-blockers and the long-term incidence of cataract and cataract surgery. Br J Ophthalmol, 2009, 93: 1210-1214.

24. Smeeth L, Boulis M, Hubbard R, et al. A population based case-control study of cataract and inhaled corticosteroids. Br J Ophthalmol, 2003, 87: 1247-1251.

25. Younan C, Mitchell P, Cumming R, et al. Cardiovascular disease, vascular risk factors and the incidence of cataract and cataract surgery: the Blue Mountains Eye Study. Ophthalmic Epidemiol, 2003, 10: 227-240.

26. Wong TY, Klein BE, Klein R, et al. Relation of ocular trauma to cortical, nuclear, and posterior subcapsular cataracts: the Beaver Dam Eye Study. Br J Ophthalmol, 2002, 86: 152-155.

27. Smith MP, Colyer MH, Weichel ED, et al. Traumatic cataracts secondary to combat ocular trauma. J Cataract Refract Surg, 2015, 41: 1693-1698.

28. Pederson LL, Baskerville JC, Wanklin JM. Multivariate statistical models for predicting change in smoking behavior following physician advice to quit smoking. Prev Med, 1982, 11: 536-549.

29. Garbe E, Suissa S, LeLorier J. Association of inhaled corticosteroid use with cataract extraction in elderly patients. JAMA, 1998, 280: 539-543.

30. Wang JJ, Rochtchina E, Tan AG, et al. Use of inhaled and oral corticosteroids and the long-term risk of cataract. Ophthalmology, 2009, 116: 652-657.

31. Lagerlund M, Dixon HG, Simpson JA, et al. Observed use of sunglasses in public outdoor settings around Melbourne, Australia: 1993 to 2002. Prev Med, 2006, 42: 291-296.

第六章　白内障手术

第一节　白内障手术指征的变迁

随着白内障手术从复明性手术迈入屈光手术时代，其手术指征已发生了显著的变化。与多数国内眼科论著将白内障手术指征笼统描述为"当白内障影响工作和日常生活时，可考虑进行白内障手术"不同，新版PPP指南将目前的白内障手术指征划分为明确、具体的5个方面，其中包含了大量信息，并充分体现了现代白内障手术指征的变化和发展。

【指征一】下降的视功能不再满足患者的需要；同时，白内障手术可提供改善的可能。

指征一包含两方面的条件：①患者有视功能下降的主诉和改善需求；②白内障手术后产生改善视功能的结果有"合理的可能性"（reasonable likelihood）。

首先让我们来解读第1个条件：患者自觉的视功能下降。请注意，PPP指南中使用了"视功能"（visual function），而非"视力"（visual acuity）一词。这是因为，视力已经不是代表视功能的唯一标准，更不是决定是否手术的唯一标准。在临床上并不少见这类患者：有轻度或进展期白内障，视力并无明显下降，但主诉有显著特定视物障碍，例如影响夜间开车等。这说明，现实生活环境远比视力表检查更能暴露复杂的视觉问题。因此，在"视力"的单一标准之上，逐渐形成了"视功能"这一综合概念；同时，人们也致力于开发新的视功能检查方法，可以模拟日常生活环境下眼部疾病引起的视觉障碍，发现眼病对视觉的实际影响。

PPP指南、美国眼科学会编著的BCSC眼科规范化教材、Bruce E Onofrey所著的《眼科治疗手册——临床指南》及Roger F Steinert所著的《白内障手术学》都提出，对于视力较好但仍主诉有视功能障碍的患者，提倡进行主、客观视功能检查，为白内障手术决策提供参考。这些视功能检查手段包括：视功能问卷、失能眩光检查、对比敏感度检查、波前像差等，方法的原理和意义详见本书视功能检查章节。

同时必须注意，这些视功能检查是为有视觉障碍主诉，但视力表不能发现问题的患者服务的，所以，并不适合作为白内障筛查手段，也不能将其效用盲目放大。根据指征一中的描述，下降的视功能已"不能满足患者的需求"，换句话说，患者对视功能的改善需求是手术的必要前提。例如，对习惯久坐、视近的患者，即使单眼已经出现棕色白内障，视功能检查结果已经明显下降，但如果没有主诉和改善需求，盲目要求其手术也是不恰当的。

在明确患者是否存在视功能下降之后，我们就需要继续评估第 2 个条件：白内障是不是导致视功能下降的原因。这就是指征一中所说的：白内障手术能够为视功能的改善提供合理的可能。

为此，首先要分析患者的症状是否与白内障所致的视功能损害程度相一致。此外，需要对白内障患者进行系统全面的客观眼部检查，明确是否存在导致视功能症状或影响手术预后的其他眼部及全身疾病。这些检查包括：直接或间接检眼镜、B 超、OCT 等眼底检查；角膜情况评估；如果怀疑视神经病变，还应进行视野等检查。此外，潜视力检测（PAM）也给我们提供了一个预测术后视力恢复的手段；但应注意，对于视力小于 0.1 的致密白内障患者，PAM 检测准确性受限，容易造成假阴性结果（即错误的预估手术无效）。通过这些检查，可以判断，白内障是否能够解决患者的全部或者至少一部分视觉问题，并与患者沟通，决定是否手术。

综上所述，判断是否符合指征一的要点是明确患者存在视功能下降，并且白内障是导致视功能下降的原因。

【指征二】有显著的屈光参差合并白内障。

近年来，随着白内障手术由复明手术向屈光手术转变，这一指征也应运而生。患者的屈光参差可能长期存在，也可能由单眼白内障引起。在显著屈光参差合并有较差眼的白内障时，即使白内障并不严重，PPP 指南也支持进行该眼的白内障手术。在解除白内障的同时，解决双眼屈光参差的问题。

该指征还适用于以下临床常见的人群：双眼高度近视合并白内障的患者，行第一眼白内障手术后，由于手术眼去除了大部分的屈光不正（一般仅保留 -3.0D 以内的低度屈光不正），形成了双眼的屈光参差。这时，患者会主诉"双眼不平衡、不适感"明显、配镜困难。但如果此时第二眼仅为轻度白内障、矫正视力尚可，医生会对是否进行第二眼手术难以抉择。现在，根据最新的 PPP 指南，这一情况明确符合白内障手术指征二。换句话说，最新 PPP 指南支持为此类患者进行第二眼白内障手术。

【指征三】白内障的遮挡影响眼后段疾病的诊断和治疗。

白内障高发的老年人群，同时也是年龄相关性黄斑变性、糖尿病性视网膜病变及闭角型青光眼等疾病的高发人群。PPP 指出，当白内障影响这些眼底疾病或视神经疾病的观察、诊断、治疗和随访时，就有明确的白内障手术指征。需要注意，因为这不是改善视功能的手术（由于并发性眼病，此时白内障手术对视功能的改善效果受限），所以应当充分注意术前的医患沟通，避免患者对视力的过高期待和纠纷。

【指征四】存在晶状体源性炎症或继发性青光眼（晶状体溶解性，晶状体过敏性）。

此时的白内障手术，虽然可能兼有改善视力的效果，但并非以复明为主要目的，而首先是治疗性手术。其首要目的是去除自身免疫性炎症的过敏原（晶状体蛋白等）、去除散在堵塞房角的晶状体颗粒，控制炎症、控制眼压，治疗晶状体源性的眼内炎症和继发性青光眼。因此，这类患者与可择期手术的普通白内障患者不同，需要尽快进行白内障手术，否则炎症和高眼压很难控制。

【指征五】晶状体膨胀导致房角关闭或增加了房角关闭的风险。

晶状体膨胀是造成晶状体源性青光眼的另一个原因。膨胀期的晶状体加重了瞳孔阻滞，增加了房角关闭的风险，特别是对前房较浅的患者，导致闭角型青光眼的风险更大。眼科权威期刊 *Ophthalmology* 刊载的研究显示，白内障手术以不足 1mm 厚的人工晶状体替代约 5.5mm 厚的人眼晶状体（特别是膨胀期的晶状体），术后可明显加深中央前房深度，使瞳孔 - 人工晶状体平面后移，从而解除了瞳孔阻滞状态，降低房角关闭的风险。在此原理基础上，国内外学者证实了单纯白内障手术对部分闭角型青光眼具有控制眼压的作用，不但简化了手术方法，而且对部分患者有改善视力的作用，从而扩大了白内障手术的应用范围。

根据 PPP 指南，膨胀的晶状体如果引起显著的瞳孔 - 晶状体平面前移、前房变浅、房角关闭风险增加，即使视力仍然较好，为了预防房角进一步关闭，仍可采取手术治疗。当然，虽然单纯白内障手术有一定的预防房角关闭和降低眼压的效果，但研究表明仍有部分患者需要二次手术（青光眼手术）进一步控制眼压。因此，在术前医患沟通中，应充分告知患者白内障手术的目的、可能的效果，以及存在继续用药，甚至二次手术控制青光眼的可能性。

综上所述，最新 PPP 的 5 项手术指征体现了白内障手术的发展和当代患者需求的变迁，对其进行深入了解，可帮助国内医生更准确、恰当的掌握白内障手术指征，为患者提供必要和有益的手术治疗。

【典型病例】

患者，男，65岁。术前术眼远视力0.7，诉视近不清、影响生活。

体检：术眼晶状体轻度混浊，角膜和眼底正常，角膜散光0.2D，B超、OCT、角膜内皮等检查结果无异常。

手术指征：患者虽然仍有较好的远视力，但近视力差，不能满足生活需要；患者有恢复远、中、近全程视力的需求。经视功能问卷VF-14（Chinese-translated VF-14）评分，患者总分20分，得分处（即视力障碍）主要为近距离视功能相关问题：如看小字体、签名、完成精细活动等。因此，满足上文所述的手术指征一：下降的视功能不再满足患者的需要；同时，白内障手术可提供改善的可能。

手术：白内障超声乳化＋老视矫正性三焦点人工晶状体（21.0D）植入术。

术前后视觉质量对比：

患者术后近、中距离视力显著提高，全程视力良好，视功能问卷评分明显改善（由术前20分下降为术后6分），达到手术预期，患者非常满意。

（典型病例提供：卢　奕）

（卢　奕　郑天玉）

参考文献

1. Datta, S., Foss, A. J., Grainge, M. J., et al.The importance of acuity, stereopsis, and contrast sensitivity for health-related quality of life in elderly women with cataracts. Investigative ophthalmology & visual science, 2008, 49: 1-6.

2. Steinberg, E. P., Tielsch, J. M., Schein, O. D., et al.: The VF-14. An index of functional impairment in patients with cataract. Archives of ophthalmology, 1994, 112: 630-638.

3. Rosen, P. N., Kaplan, R. M., David, K. Measuring outcomes of cataract surgery using the Quality of Well-Being Scale and VF-14 Visual Function Index. Journal of cataract and refractive surgery, 2005, 31: 369-378.

4. Damiano, A. M., Steinberg, E. P., Cassard, S. D., et al. Comparison of generic versus disease-specific measures of functional impairment in patients with cataract. Medical care, 1995, 33: AS120-130.

5. Hayashi K, Hayashi H, Nakao F, et al. Changes in anterior chamber angle width and intraocular lens implantation in eyes with glaucoma. Ophthalmology, 2000, 107: 698-703.

第二节　术前评估和术前准备要点

术前评估是白内障手术治疗过程中的一个重要环节。通过术前评估，我们能对患者的眼部情况和全身情况有一个整体的了解，同时对手术效果有一定的预判。通过术前谈话，了解患者的诉求，医患沟通后便于制订手术计划。新版 PPP 认为施行白内障手术的眼科医师有以下责任：

1．术前检查患者（见眼科体检章节）。术前仔细检查患者是对手术医生最基本的要求。

2．确认病史记录准确地反映了症状、体征和治疗指征。这点在我国尤其重要，现在国内医患关系紧张，病史的重要性自是不言而喻。

3．和患者或其代理人讨论手术风险、收益和预期结果，包括预期的屈光结果和手术体验，并签署知情同意。

4．与患者或其代理人回顾术前评估的结果。让患者和家属对其病情有所了解。

5．询问患者术后选择何种目标屈光状态，如双眼正视、双眼近视或单眼视，并根据患者的愿望和眼部情况协助患者进行选择，如散光矫正人工晶状体或多焦点人工晶状体，以达到术后最好的效果。

6．制订手术计划，包括合适的麻醉方式、手术方法及人工晶状体设计和度数的选择。

7．制订术后随访计划，并向患者或其代理人告知这些安排，比如什么时候复查，找谁复查之类的问题。

8．回答患者有关手术和护理的疑问，包括相关的费用问题。

理想的情况下，应该由手术的眼科医生进行术前评估，因为这可以让手术医生制订手术计划，并且在术前和患者建立良好的关系。尽管手术医生应当负责各种检查和资料的回顾，但是某些资料的搜集可以由其他医生在手术医生的指导下完成，并由手术医生审阅检查的结果。

拟行白内障手术的患者还应对其全身情况进行术前医学评估，包括病史和体格检查，看是否有进行麻醉和手术的危险因素。对于患有某些严重的全身疾病的患者（如慢性阻塞性肺病、血压控制不佳、近期心肌梗塞、不稳定型心绞痛、控制不佳的充血性心力衰竭和血糖控制不佳的糖尿病），更应当考虑由患者的初级保健医师进行术前医学评价，在我国主要由其他的专科医师来进行评估。如果是全麻，还需要请麻醉科医生来进行评估。

PPP 并不推荐常规的术前实验室检查，而是推荐针对患者的病史和体格检查的发现来进行选择性的实验室检查。白内障手术医学检测研究小组的研究表明围手术期的发病率和死亡率并未因采用常规医学检查而下降。针对一个特定的手术患者，可以根据患者的疾病做一些术前检查。我国白内障术前的常规实验室检查包括血常规、凝血项、肝肾功能、血糖、电解质、乙肝、丙肝、梅毒、艾滋等，对照最新的 PPP，检查有些过度。但这与我国国情有关，有的患者的保健意识不强，直到白内障术前常规检查才发现有严重的全身疾病，患者提供的病史并不一定可靠。我国法律规定在对患者进行手术或侵入性操作前，必须常规检查乙肝、丙肝、梅毒、艾滋，俗称"术前四项"，这是出于对病患、医护和医院管理各个方面的审慎考量。

【典型病例】

患者女，48 岁，因"发现双眼瞳孔区发白伴视力下降 20 余年"入院。

家族史：母亲、兄长、侄女、两个姨母都有先天性白内障。

体格检查：视力双眼 0.1，矫正不提高。双眼结膜无充血，角膜内皮碎银样改变，可见赘疣，前房深浅正常，瞳孔圆，对光反射正常，晶状体前极中央乳白色圆形混浊，大小约 2mm×2mm。眼底：乳头色淡红，C/D 0.3，后极视网膜细节不清。非接触眼压（NCT）：右眼 12.5mmHg，左眼 13.2mmHg。图 6-2-1 为双眼眼前节照片。

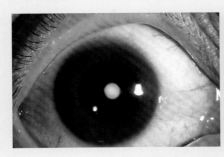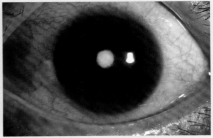

图 6-2-1 双眼眼前节照，左图为右眼，右图为左眼

术前辅助检查包括：实验室检查（血尿常规、血凝、肝肾功能、血糖、糖化血红蛋白、电解质、乙肝、丙肝、梅毒、艾滋）；胸片；心电图；血压；眼压；泪道冲洗；IOLmaster、角膜内皮细胞计数、角膜地形图；眼 B 超；黄斑 OCT。

　　患者其余检查均无明显异常，然而角膜内皮细胞计数右眼为 1918/mm^2，左眼为 1780/mm^2，且形态异常，因而加做了双眼角膜共焦显微镜检查，图 6-2-2 为检查结果，可见双眼角膜内皮见大量赘疣，部分呈融合状，内皮细胞无法计数，左眼角膜内皮面见散在团状高信号附着。

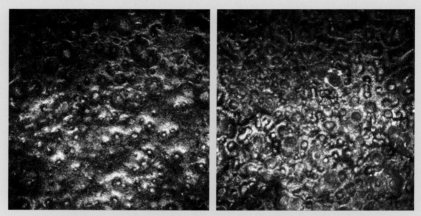

图 6-2-2　双眼角膜共焦显微镜图像，左图为右眼，右图为左眼

　　入院诊断：双眼先天性白内障、双眼 Fuchs 角膜内皮营养不良、双眼弱视。

　　术前谈话着重于角膜病变和弱视情况的解释与沟通。因为角膜内皮营养不良，细胞计数少，术后容易发生角膜水肿，恢复时间较一般人长，且有发生角膜内皮失代偿的风险。因为白内障为先天性，会有弱视因素的存在，最终视力的恢复情况取决于弱视的严重程度。

　　手术采用表面麻醉下的超声乳化手术，术中使用 DisCoVisc 黏弹剂保护角膜内皮。术后第一天视力 0.08，角膜基质轻度水肿；术后第二天视力 0.25，角膜水肿减轻；术后第三天视力 0.3，角膜水肿基本消退。

（典型病例提供：方艳文）

（方艳文　赵镇南　卢　奕）

参考文献

1. American Academy of Ophthalmology. Policy Statement. Preoperative Assessment: Responsibilities of the Ophthalmologist. San Francisco, CA: American Academy of Ophthalmology, 2012. [2016-05-27] http:// www.aao.org/guidelines-browse?filter=clinicalstatement.

2. American Academy of Ophthalmology. Policy Statement. An Ophthalmologist's Duties

Concerning Postoperative Care. San Francisco, CA: American Academy of Ophthalmology, 2012. [2016-05-27] http://www.aao.org/guidelines-browse?filter=clinicalstatement.

3. American Academy of Ophthalmology Committee for Practice Improvement and Ophthalmic Mutual Insurance Company. Patient Safety Statement. Practice Guidelines for Informed Consent. San Francisco, CA: American Academy of Ophthalmology, 2011. [2016-05-27] http://www.aao.org/guidelines-browse?filter=patientsafetyguideline.

4. Lee TH, Marcantonio ER, Mangione CM, et al. Derivation and prospective validation of a simple index for prediction of cardiac risk of major noncardiac surgery. Circulation 1999, 100: 1043-1049.

5. Schein OD, Katz J, Bass EB, et al. The value of routine preoperative medical testing before cataract surgery. Study of Medical Testing for Cataract Surgery. N Engl J Med 2000, 342: 168-175.

6. Keay L, Lindsley K, Tielsch J, et al. Routine preoperative medical testing for cataract surgery. Cochrane Database Syst Rev 2009, Issue 2. Art. No.: CD007293. DOI: 10.1002/14651858.CD007293.pub2.

第三节　生物测量和人工晶状体度数计算

眼球的生物学测量是白内障术前重要的常规检查。随着白内障超声乳化手术技术及 IOL 设计的飞速发展，白内障手术已经进入了屈光手术时代。随着近年来技术的发展，眼轴及角膜曲率的测量方法及 IOL 度数的计算公式也越来越精确。

新版 PPP 强调，精确测量眼轴长度和中央角膜曲率，根据度数计算公式选择合适的 IOL 植入，是实现术后目标屈光度的最低要求。目前常用 A 型超声或光学生物测量来测量眼轴长度。新版 PPP 特意指出，尽管近期的发展使光学生物测量法能够在更致密的白内障中测量眼轴长度，A 型超声测量对于特殊类型的白内障或无法正常固视的患者仍然是十分必要的。新版 PPP 同时建议即使没有计划另一只眼睛的手术也应进行双眼眼轴长度的测量与比较。

一、A 型超声检查法

1. A 型超声检查的两种方法　A 型超声检查方法有直接接触检查法和

间接浸润检查法。

（1）直接接触检查法：探头与角膜直接接触，将探头垂直置于角膜表面，声波透过角膜顶点的中央，经晶状体中央、玻璃体中央到达黄斑中心凹，即可得到眼轴长度和前房深度、晶状体厚度等相关的生物测量参数。

（2）间接浸润检查法：与直接接触检查法基本相同，只需要将眼杯置于上下眼睑之间，眼杯内注入耦合剂（平衡盐液、人工泪液等），探头置于耦合剂内，距离角膜 5~10 mm。

2．A 型超声检查的注意事项　新版 PPP 指出了 A 型超声检查的注意事项：使用直接接触检查法时，应当避免探头压迫角膜；可通过观察每次测量的前房深度是否有改变，判断探头是否对角膜加压。避免探头与角膜之间残留液体（泪液、滴眼液）或眼膏。

采用直接接触方法进行 A 型超声的检查，接触式超声探头不同程度的压平角膜，结果有一定的变异并造成人为的眼轴缩短；该法的准确性、可重复性很大程度上依赖操作者的技术和经验。当采用间接浸润方法时，超声探头不与角膜直接接触，使测量的准确性和可重复性更加降低。

3．A 型超声检查的测量误差　新版 PPP 特别指出，在一些特殊情况下 A 型超声检查可能产生测量误差。

（1）对于注视功能不好的患者，A 型超声可能无法正确判定声波是否沿着视轴的方向传播。

（2）高度近视眼合并后巩膜葡萄肿患者，A 型超声无法判断声波传播方向是否通过黄斑中心凹，球壁的波形可能形成锯齿状，仪器自动识别更加困难。

（3）在玻璃体变性、玻璃体积血、视网膜脱离、黄斑病变等情况下，A 型超声难以识别黄斑。在以上情况下，可以采用 B 型超声引导下的眼球轴长测量方法。

二、光学生物测量法

1．光学相干生物测量仪的测量原理　光学相干生物测量仪应用发光二极管发出的光线部分相干干涉测量的原理，光学相干指两束光波的波前具有时间上的恒定性和空间上每一点规律相位不同的物理特性，利用这项特性，将半导体激光发出的光线人工分成两束，这两束光具有相干性，分别经过不同的光学路径后，都照射到眼球，而且两束激光都经过角膜和视网膜反射回来。干涉测量仪的一端，是对准被测量的眼球，另一端有光学感受器，当干涉发生时，如果这两束光线路径距离的差异小于相干长度，光学感受器就能够测出干涉信号。根据干涉仪内反射镜的位置（能够被精确测量），测出的距离就是角膜到视网膜的光学路径。即测量泪膜前表面到视网膜色素上皮层之间的距离，包括了视网膜的厚度，是真正意义上的视轴，而超声波测量的是角膜前表面到内界膜的距离。测量眼轴长度时一般的超声结果可精确至0.10～0.12mm；而光学生物测量精确到0.01～0.02mm。

2. 新版 PPP 探讨了光学生物测量法的优缺点

（1）光学生物测量法的优点

1）光学生物测量采用高分辨率的非接触法来测量眼轴长度，其准确性和一致性要显著优于接触式测量法。

2）光学生物测量法亦被证实其测量结果不受操作者影响。其他相比 A 型超声的优势包括更容易和快速的自动化操作，以及在准确固视时能够测量到黄斑中心凹。

3）因为光学生物测量法测量的是屈光轴长而非解剖轴长，对于黄斑位于后巩膜葡萄肿坡面上以及眼部填充硅油的患者比标准的 A 型超声测量更为精确。

（2）光学生物测量法的缺点：目前光学生物测量是按照全眼折射系数来测量，而不是按照眼球各部分的具体折射系数。高度近视眼患者由于玻璃体轴长相对于其他结构的变化，将导致真实眼轴的过估以及 IOL 度数的低估。为了弥补这种效应，例如 Wang-Koch 调整法可用于眼轴超过 25mm 的患者。但新版 PPP 亦提出了 Wang-Koch 调整法的局限性：对于有角膜屈光手术史的患者计算 IOL 度数时，Wang Koch 调整法与 Barrett Universal Ⅱ公式或任何特殊公式的联用都是不可靠的。

三、IOL 度数计算

（一）角膜屈光力的测量

新版 PPP 指出，角膜屈光力的测量是 IOL 度数计算的一个重要影响因素，在计算 IOL 度数时，8% 的误差是由于角膜曲率测量误差引起的。新版 PPP 强调，角膜屈光手术后角膜中央曲率的准确测量尤其具有挑战性（见屈光手术后的白内障手术章节）。

目前测量角膜屈光力的仪器主要有角膜曲率计和角膜地形图。角膜曲率计测量距角膜中央 3～4mm 内垂直相交的 4 点曲率度数。角膜地形图测量超过 5,000 点的角膜屈光力，能够全面反映角膜情况，对角膜不规则散光测量更加准确。IOL-Master 测量角膜中央直径 2.5mm 6 个参考点的角膜屈光度，LS900 测量分布在角膜中央直径为 2.30mm 和 1.65mm 圆形光学区 32 个参考点的角膜屈光度。可通过上述测量方法，手动或自动获得角膜屈光数值，从而进行 IOL 度数的计算。

（二）角膜屈光术后的 IOL 度数计算

自 20 世纪 80 年代以来，角膜屈光手术在矫正屈光不正方面取得了很大进展，首先是角膜放射状切开手术治疗了大量的近视眼患者，20 世纪 90 年代后逐渐被准分子激光手术（PRK）、准分子激光原位角膜磨镶术（LASIK）和准分子激光上皮瓣下角膜磨镶术（LASEK）取代。随着年龄的增加，这些患者已逐步发生白内障并且需要手术治疗。新版 PPP 指出，此类白内障手术操作与普通白内障手术相比并无多大区别，但 IOL 的度数计算却是个难题。

1. 角膜屈光术对 IOL 度数计算准确度的影响　近视眼尤其是高度近视的白内障患者由于眼球解剖结构异常，IOL 度数计算误差本身就较大，加上角膜屈光手术改变了角膜的解剖结构，如仍按曲率计或角膜地形图测定角膜屈光度、眼轴长度以及传统 IOL 公式计算出的度数，在 IOL 植入术后普遍会出现不同程度的远视。

近视患者角膜屈光术后，所有采用标准方法测量角膜曲率的设备，是无法准确测量总中央角膜曲率的，因为近视矫正术后角膜后曲率可能不变。在这种情况下使用标准的方法未进行补偿性调整，通常会导致不可预测的欠矫或过矫。

2. 角膜屈光术后 IOL 度数的计算方法　理论公式依靠许多常数使其能够更好预测眼内有效 IOL 位置。最新一代的理论 IOL 度数计算公式如 Hoffer Q、Holladay 和 SRK/T 可用于 IOL 的选择过程。一些新一代的公式，如 Haigis、Holladay 2、Olsen 和 Barrett Universal Ⅱ 包含了额外的测量，如前房深度、晶状体厚度和水平角膜直径，以达到更准确的预测有效人工晶状体位置。Haigis 公式采用了 3 个独立的常数，对特定 IOL 在其度数范围内的个体特征做到高度特异性。此外还有最新的 lenstar 的 hill-RBF 公式，基于人工智能神经网络和大数据学习，有望为角膜屈光术后的 IOL 度数计算提供新的方向。

虽然 IOL 制造商提供晶状体常数用于计算，这些数字仅仅是一个建议，可能并不适用于某些测量方法。因此，新版 PPP 强调，根据手术医生的实际屈光结果对特定 IOL 的常数进行优化是值得推荐的。

有关准分子屈光手术患者的 IOL 度数计算方法多种多样，但是很多方法仅建立在单一研究者少量病例研究的基础上，还缺乏大样本多中心的临床研究。作为一个白内障医生，应该尽可能收集正确的病史资料，采用多种公式计算，应用时取度数高的计算结果，使最终屈光度偏近视而不偏远视。

下面将通过一例小眼球 IOL 度数计算，阐述不同的 IOL 计算公式在计算结果上的差异，以及可能导致的术后屈光意外。

【典型病例】

患者男，17 岁，主诉"自幼双眼视力差，高度远视、配镜显著不适，上学困难"。

既往史：双眼虹膜根切术后，曾有双眼高眼压发作史。

家族史：其父、其妹诊断为"双眼先天性小眼球"。

眼部检查和生物测量：

检查项目	右眼	左眼
视力	0.3　+8.5D/-0.5D × 10° =0.6	0.25　+9.75D/-0.5D × 175° = 0.5
眼压（mmHg）	23.6	21.8
眼轴（mm）	16.85	16.81
角膜直径（mm）	11.37	11.59
前房深度（mm）	1.38	1.28
K1（D）	47.27	48.08
K2（D）	47.47	48.49
IOL 度数（D）- HofferQ 公式	52.17	53.37
IOL 度数（D）- Haigis 公式（新一代公式）	42.8	42.9

手术：右眼 phaco+IOL（40D）植入术

术后视力和屈光状态：0.6　+2.5/-0.75 × 135 = 0.9

解析：在本例患者中，HofferQ 公式与新一代计算公式 Haigis 的 IOL 计算结果有很大差异。根据患者术后屈光状态（等效球镜），Haigis 公式的准确性明显优于 HofferQ 公式，与术后屈光状态一致性很高。HofferQ 为临床上短眼轴眼球常用的计算公式，一般适用于眼轴＜22mm 的患者。但在本例眼轴仅 16.8mm 的极端短眼轴病例，新一代计算公式 Haigis 则体现了更高的优越性。因此，应当根据患者的眼部条件具体分析，选择最适用、最准确的 IOL 计算公式。

（典型病例提供：郑天玉　卢　奕）

新版 PPP 提出，如果术后出现严重屈光不正，可以选用 IOL 置换、Piggyback IOL、眼镜或进一步的角膜屈光手术等方法，根据具体情况权衡利弊使用。

（三）特殊类型的 IOL 及相关技术

新版 PPP 指出，患者的个性化要求在选择屈光目标时具有十分重要的参考价值。手术医生在选择合适的术后目标屈光度时应考虑患者的个人意愿和需求。目前已有一些超高度及超低度的 IOL 度数。需要 0 度范围附近的低度数 IOL 的高度近视患者，可能需要进行 A 常数的优化。

1. 背驮式 IOL　对于极端远视的患者需要植入超出可用范围的高度数 IOL，需要背驮式植入 2 片后房型 IOL。新版 PPP 明确指出，最好是在不同位置植入不同材料的 IOL，而不是将两个 IOL 都植入囊袋内以减少 IOL 之间膜形成的风险。如果能够在囊袋内的 IOL 前房深度稳定后，再将背驮式 IOL 植入睫状沟，则能提高屈光准确性，减少 IOL 间混浊的发生。

背驮式 IOL 的度数计算相比单一 IOL 度数计算更不准确，因为很难预测两个 IOL 的有效位置。悬韧带松弛的患者睫状沟植入背驮式 IOL 可能造成意想不到的屈光不正，因为背驮式 IOL 可能将囊袋内的 IOL 向后推移，从而降低其有效度数。

2. 散光矫正型 IOL　散光矫正型 IOL 目前在临床上已有较为广泛的应用。新版 PPP 提出，虽然角膜松解切口可以纠正少量的散光，但对于 1D 以上的术前角膜散光，应考虑植入 Toric IOL。绝大多数的散光 IOL 设计为囊袋内植入。许多公司特有的网站或机器内置的计算器可以输入眼轴长度、角膜曲率值及术源性散光来计算光学部的 Toric 成分度数。计算时加入角膜后表面数据能够显著改善测量结果的准确性。球镜度数采用通常的方式计算。IOL 的最终眼内位置能够影响光学部 Toric 成分的有效度数，正如能够影响纯球面 IOL 一样。

3. 非球面 IOL　大多数现代的 IOL 为非球面设计，这些 IOL 通过减少球面像差所产生的焦深来改善明暗对比敏感度及视觉质量。新版 PPP 结合目前的临床应用，提出新的应用：部分手术医生将 IOL 与角膜的非球面性匹配，以获得瞳孔散大情况下的最佳视觉质量。

4．术中导航　新版 PPP 提出，术中导航是目前较为先进的测量及定位方法。IOL 度数能够通过在无晶状体或植入 IOL 的状态下使用术中波前像差仪测量来进行确定或优化。这些设备还可以用来确认 Toric IOL 的轴位准确性。术中的波前像差仪在有角膜屈光手术史的患者尤其有用，例如 PRK、LASIK，但是在放射状切开的患者中准确性较差。

（竺向佳　邱晓頔　卢　奕）

参考文献

1. Findl O, Kriechbaum K, Sacu S, et al. Influence of operator experience on the performance of ultrasound biometry compared to optical biometry before cataract surgery. J Cataract Refract Surg, 2003, 29: 1950-1955.

2. Eleftheriadis H. IOLMaster biometry: refractive results of 100 consecutive cases. Br J Ophthalmol, 2003, 87: 960-963.

3. Haigis W, Lege B, Miller N, et al. Comparison of immersion ultrasound biometry and partial coherence interferometry for intraocular lens calculation according to Haigis. Graefes Arch Clin Exp Ophthalmol, 2000, 238: 765-773.

4. Vogel A, Dick HB, Krummenauer F. Reproducibility of optical biometry using partial coherence interferometry: intraobserver and interobserver reliability. J Cataract Refract Surg, 2001, 27: 1961-1968.

5. Lege BA, Haigis W. Laser interference biometry versus ultrasound biometry in certain clinical conditions. Graefes Arch Clin Exp Ophthalmol, 2004, 242: 8-12.

6. Hill W, Li W, Koch DD. IOL power calculation in eyes that have undergone LASIK/PRK/RK. Version 4.7. American Society of Cataract and Refractive Surgery[2016-05-27] http://iolcalc.ascrs.org/.

7. Hill W, Angeles R, Otani T. Evaluation of a new IOLMaster algorithm to measure axial length. J Cataract Refract Surg, 2008, 34: 920-924.

8. Freeman G, Pesudovs K. The impact of cataract severity on measurement acquisition with the IOLMaster. Acta Ophthalmol Scand, 2005, 83: 439-442.

9. Hoffer KJ. Clinical results using the Holladay 2 intraocular lens power formula. J Cataract Refract Surg, 2000, 26: 1233-1237.

10. Olsen T, Corydon L, Gimbel H. Intraocular lens power calculation with an improved anterior chamber depth prediction algorithm. J Cataract Refract Surg, 1995, 21: 313-319.

11. Hoffmann PC, Hutz WW, Eckhardt HB. Significance of optic formula selection for

postoperative refraction after cataract operation [in German]. Klin Monatsbl Augenheilkd, 1997, 211: 168-177.

12. Retzlaff JA, Sanders DR, Kraff MC. Development of the SRK/T intraocular lens implant power calculation formula. J Cataract Refract Surg, 1990, 16: 333-340.

13. Reitblat O, Assia EI, Kleinmann G, et al. Accuracy of predicted refraction with multifocal intraocular lenses using two biometry measurement devices and multiple intraocular lens power calculation formulas. Clin Experiment Ophthalmol, 2015, 43: 328-334.

14. Abulafia A, Barrett GD, Rotenberg M, et al. Intraocular lens power calculation for eyes with an axial length greater than 26.0 mm: comparison of formulas and methods. J Cataract Refract Surg, 2015, 41: 548-556.

15. Haigis W. Intraocular lens calculation in extreme myopia. J Cataract Refract Surg, 2009, 35: 906-911.

16. Werner L, Shugar JK, Apple DJ, et al. Opacification of piggyback IOLs associated with an amorphous material attached to interlenticular surfaces. J Cataract Refract Surg, 2000, 26: 1612-1619.

17. Shugar JK, Lewis C, Lee A. Implantation of multiple foldable acrylic posterior chamber lenses in the capsular bag for high hyperopia. J Cataract Refract Surg, 1996, 22 Suppl 2: 1368-1372.

18. Gayton JL, Sanders V, Van der Karr M, Raanan MG. Piggybacking intraocular implants to correct pseudophakic refractive error. Ophthalmology, 1999, 106: 56-59.

19. Lam DK, Chow VW, Ye C, et al. Comparative evaluation of aspheric toric intraocular lens implantation and limbal relaxing incisions in eyes with cataracts and </=3 dioptres of astigmatism. Br J Ophthalmol, 2016, 100: 258-262.

20. Davison JA, Potvin R. Refractive cylinder outcomes after calculating toric intraocular lens cylinder power using total corneal refractive power. Clin Ophthalmol, 2015, 9: 1511-1517.

21. Thiagarajan M, McClenaghan R, Anderson DF. Comparison of visual performance with an aspheric intraocular lens and a spherical intraocular lens. J Cataract Refract Surg, 2011, 37: 1993-2000.

22. Morales EL, Rocha KM, Chalita MR, et al. Comparison of optical aberrations and contrast sensitivity between aspheric and spherical intraocular lenses. J Refract Surg, 2011, 27: 723-728.

23. Liu J, Zhao J, Ma L, et al. Contrast sensitivity and spherical aberration in eyes implanted with AcrySof IQ and AcrySof Natural intraocular lens: the results of a meta-analysis. PLoS One, 2013, 8: e77860.

24. Ianchulev T, Hoffer KJ, Yoo SH, et al. Intraoperative refractive biometry for predicting intraocular lens power calculation after prior myopic refractive surgery. Ophthalmology, 2014, 121: 56-60.

第四节 麻 醉 方 式

白内障手术的麻醉方式可有多种选择，大部分采用局部麻醉，例如表面麻醉、前房麻醉、球结膜下麻醉、球周麻醉和球后麻醉，小部分采用全身麻醉。但由于缺少白内障手术最佳麻醉方式的证据，麻醉方式的选择需要根据患者的需要、偏好，麻醉专业人士的建议和手术医生共同决定。新版 PPP 对麻醉方式进行了阐述。

一、白内障麻醉方式的选择

麻醉方式的选择应征得患者的同意，这样患者可以对疼痛、不适、意识水平、视觉体验和并发症有所预期。通常首选局部 / 区域阻滞麻醉和表面麻醉，可联合或不联合镇静 / 镇痛药物的使用。表面麻醉的应用可联合前房内利多卡因的注射，从而增强止痛效果。如果因为医疗、患者心理或手术方面的需要，也可以对患者进行全身麻醉。新版 PPP 指南认为白内障手术的各种麻醉方式均是安全和有效的，均可达到良好的术中止痛效果。同时不同麻醉方式的选择与白内障术后的视力、视功能、并发症、不良医疗事件和患者的满意度没有显著相关性。

二、各种麻醉方式的并发症

（一）术中及术后并发症

在使用注射针头的相关麻醉方式中，会有斜视、眼球穿孔、球后出血、麻醉药物注射到血管内或蛛网膜下隙内，以及黄斑梗阻等并发症，而表面麻醉则不会出现上述并发症。对有后巩膜葡萄肿或做过巩膜扣带术的患者，行球周或球后麻醉，其眼球穿孔的风险更高。

比较球周阻滞和球后阻滞两种麻醉方式，将随机对照试验使用 Cochrane 评价系统回顾分析，发现两者在有效性（制动、止痛，是否需补充注射）和安全性方面无显著差异。结膜水肿更易在球周阻滞麻醉中出现，而眼睑血肿更易在球后阻滞麻醉中出现。两者在上睑下垂的风险上无显著差异。

比较表面麻醉和 Tenons 囊下注射两种麻醉方式，另一项 Cochrane 分析发现，表面麻醉术中疼痛更明显，但术后 24 小时疼痛较轻。虽然差别有统计学意义，但其差别强度却没有临床意义。目前为止，还没有足够的证据对两种麻醉方式的并发症发生率做出结论性总结。

（二）麻醉时患者的视觉体验

许多患者在表面麻醉或球周麻醉下行白内障手术，尤其是表面麻醉下，经历了多种多样的视觉体验，例如看见灯光、颜色、器械的移动和术者的手或手指。有 3%～18% 的患者认为这些视觉感受使他们感到不安。而术前谈话时告知患者可能出现这些现象，会减轻患者的恐惧感。

三、麻醉时的监护

麻醉和手术时的监护包括心电监护、脉搏血氧仪监测、血压和呼吸的测量。患者全身情况的监控和处理应当由除手术的眼科医生以外的其他有资质的人员来完成。需要麻醉人员介入的指征包括：60 岁以上、高血压、肺部疾病、肾病、有肿瘤病史。而单纯的心电图异常或糖尿病病史并不需要麻醉人员的介入。某些情况下也可以在手术监测中使用注册护士或经过培训的呼吸治疗师，这样，在麻醉中只有 2%～9% 的病例需要麻醉师干预介入。

四、麻醉中镇静/镇痛药物的辅助应用

为了优化患者的手术体验和提升患者的配合度，麻醉中也常可使用静脉镇静药，作为对麻醉的补充。在一篇使用局部麻醉行白内障手术的综述中指出，使用静脉或肌内注射镇静/镇痛药物在进一步缓解疼痛、控制焦虑和提升患者满意度方面的作用有限；同时尚没有足够的证据表明一种镇静/镇痛技术优于其他镇静/镇痛技术；是否一种镇痛/镇静方案优于其他方案的证据也不足。当镇静/镇痛药物使用时，推荐建立静脉通路，以备应对潜在的不良事件。然而，考虑到表面麻醉的应用趋势以及静脉使用镇静/镇痛药的逐渐减少或消除，建立静脉通路可能也没有必要。

在白内障手术医学检测研究小组的研究中发现，使用静脉药物的患者术后会出现更多的嗜睡和恶心现象，且恶心和呕吐随着药物（阿片类药物、镇静剂、催眠药）使用剂量的增加而显著增加。同时，白内障手术中过度使用静脉镇静剂显著增加术中发生不良医疗事件的风险，而当静脉类鸦片剂和镇静剂同时使用时，出现不良事件的风险更高。而关于在白内障术前口服抗焦虑药减少患者的焦虑水平，证据不一。

最新 PPP 指南并不推荐白内障术中辅助使用镇静 / 镇痛药物。我国三级医院很多医生都采用表面麻醉方式，术中辅助使用镇静 / 镇痛药物的情况比较少，也取得了很好的效果。

【典型病例】

患者男，71 岁，因"右眼视力下降 7 年"入院。

既往史：精神分裂症。10 年前左眼被撞伤，视力光感，眼位外斜。

体格检查：视力：右眼眼前手动，左眼光感。右眼结膜无充血，角膜明，前房深浅正常，瞳孔圆，对光反射正常，晶状体核性混浊，视网膜窥不清。左眼外斜，结膜无充血，角膜透明，前房深浅正常，瞳孔欠圆，晶状体全白混浊，轻微震颤，眼底窥不见。

辅助检查无明显异常。

入院诊断：右眼老年性白内障、左眼外伤性白内障、左眼晶状体半脱位、左眼外斜、精神分裂症

由于患者有精神分裂症，并不同意手术治疗，然而患者双眼视力极差，家属代为签署手术同意书，要求手术以改善生活质量。在这种患者不能合作的情况下只能采用全身麻醉，且患者全身情况可以耐受全麻手术。于是全麻下行右眼 phaco+IOL 植入术，术毕切口缝合一针，以防患者在全麻苏醒过程中出现躁狂状态会对切口有影响。术后第一天裸眼视力 0.3，患者满意。

（典型病例提供：方艳文）

（方艳文　樊　琪　卢　奕）

参考文献

1. Schein OD, Friedman DS, Fleisher LA, et al. Anesthesia Management During Cataract

Surgery. Evidence Report/Technology Assessment No. 16. AHRQ Publication No. 00-E014. Rockville, MD: Agency for Healthcare Research and Quality. December 2001.[2016-02-10] http://archive.ahrq.gov/clinic/epcsums/anestsum.htm.

2. Katz J, Feldman MA, Bass EB, et al, The Study of Medical Testing for Cataract Surgery Study Team. Injectable versus topical anesthesia for cataract surgery: patient perceptions of pain and side effects. Ophthalmology, 2000, 107: 2054-2060.

3. Katz J, Feldman MA, Bass EB, et al. Adverse intraoperative medical events and their association with anesthesia management strategies in cataract surgery. Ophthalmology, 2001, 108: 1721-1726.

4. Davison M, Padroni S, Bunce C, et al. Sub-Tenon's anaesthesia versus topical anaesthesia for cataract surgery. Cochrane Database Syst Rev 2007, Issue 3. Art. No.: CD006291. DOI: 10.1002/14651858.CD006291.pub2.

5. Alhassan MB, Kyari F, Ejere HOD. Peribulbar versus retrobulbar anaesthesia for cataract surgery. Cochrane Database Syst Rev 2015, Issue 7. Art. No.: CD004083. DOI: 10.1002/14651858.CD004083.pub3.

6. Alhassan MB, Kyari F, Ejere HOD. Peribulbar versus retrobulbar anaesthesia for cataract surgery. Cochrane Database Syst Rev 2008, Issue 3. Art. No.: CD004083. DOI: 10.1002/14651858.CD004083.pub2.

7. Guay J, Sales K. Sub-Tenon's anaesthesia versus topical anaesthesia for cataract surgery. Cochrane Database Syst Rev 2015, Issue 8. Art. No.: CD006291. DOI: 10.1002/14651858. CD006291.pub3.

8. Voon LW, Au Eong KG, Saw SM, et al. Effect of preoperative counseling on patient fear from the visual experience during phacoemulsification under topical anesthesia: Multicenter randomized clinical trial. J Cataract Refract Surg, 2005, 31: 1966-1969.

9. Haripriya A, Tan CS, Venkatesh R, et al. Effect of preoperative counseling on fear from visual sensations during phacoemulsification under topical anesthesia. J Cataract Refract Surg, 2011, 37: 814-818.

10. Rosenfeld SI, Litinsky SM, Snyder DA, et al. Effectiveness of monitored anesthesia care in cataract surgery. Ophthalmology, 1999, 106: 1256-1260; discussion 1261.

11. Tantri A, Clark C, Huber P, et al. Anesthesia monitoring by registered nurses during cataract surgery: assessment of need for intraoperative anesthesia consultation. J Cataract Refract Surg, 2006, 32: 1115-1118.

12. Zakrzewski PA, Friel T, Fox G, et al. Monitored anesthesia care provided by registered respiratory care practitioners during cataract surgery: a report of 1957 cases. Ophthalmology, 2005, 112: 272-277.

13. Bellan L, Gooi A, Rehsia S. The Misericordia Health Centre cataract comfort study. Can J Ophthalmol, 2002, 37: 155-160.

第五节　手　术　技　巧

在发达国家，白内障摘除推荐的手术方式是超声乳化吸除术（phaco术）。2010 年一项调查发现许多术者都采用了表面麻醉联合前房内利多卡因注射、透明角膜切口和切口无缝合技术。我国前房内使用利多卡因不多，原因是国内缺乏无防腐剂前房内注射利多卡因。白内障手术的成功除了需要掌握每个手术步骤的操作技巧外，还需要有足够的经验来应对术中可能出现的突发事件和并发症。一位眼科医生只有接受了足够的训练，有了丰富的手术经验才能顺利成功地实施白内障手术。新版 PPP 对手术技巧进行了详细的阐述。

一、理想白内障手术的技术要素和操作要点

（一）PPP 指南认为成功白内障手术所包含的理想的技术要素

1．安全、水密的切口，能使术源性散光降到最低或者能减少术前存在的角膜散光。

2．彻底清除晶状体核、核鞘和皮质。

3．不对角膜内皮、虹膜和其他眼内组织造成损伤。

4．保存前、后囊膜的完整性。

5．合适的后房型 IOL 的囊袋内固定。

（二）PPP 指南指出超声乳化吸除术常用的操作步骤和要点

1．制作大小合适的切口，其松紧度能够维持前房的稳定，即切口有足够的长度达到自闭。

2．使用黏弹剂保护角膜内皮，推开组织，维持术中足够的操作空间。

3．连续环形撕囊，或者用飞秒激光行前囊膜切开。好的撕囊便于水分离，可以防止前囊膜放射状撕裂所导致的后囊膜破裂，并且有利于 IOL 的囊袋内植入、固定和居中。对于某些 IOL 的设计（如直角边缘设计的 IOL），撕囊口完全包绕 IOL 的边缘可阻止后发性白内障的发生、发展。

4．水分离可以减少超声乳化过程中转动核与核鞘时对悬韧带的压力，

有利于皮质的完全吸除。水分离也可延缓 PCO 的发展。

5. 核的分解和乳化，可使用分而治之、劈核等技术，乳化后通过撕囊口和小切口吸除。

6. 彻底吸除残存的核鞘和皮质，适当时可以行前后囊的抛光。

7. 植入适合小切口的 IOL，并保持位置居中。IOL 可植入于囊袋内，或根据囊膜的情况将 IOL 安全地固定于睫状沟（可用缝线固定或不用缝线固定，也可以夹持于撕囊口），或植入前房内。

8. 吸除黏弹剂，避免术后眼压升高。

9. 确保切口的水密。如果切口的大小和结构不是很好，切口部位基质的水化并不能使切口自闭的话，则可以使用缝线或密封胶来密闭切口。

二、切口的处理技巧

切口的位置、大小和设计取决于几方面因素，包括患者眼眶的解剖结构、拟植入的 IOL 类型、切口在角膜散光控制方面的作用、术者的喜好和经验。例如，改变切口的特征并将其置于角膜陡峭轴上可以减少术前存在的角膜散光。

小切口通常是首选，原因如下：小切口更易于构建自闭式切口，这样不用或少用缝线就可以确保切口闭合；在手术过程中患者突然移动或脉络膜上出血时，小切口本身就更安全；小切口术后身体活动受限少；小切口术后炎症反应小；相对大切口而言，小切口产生的术源性散光更小，术后屈光状态更早稳定，屈光的长期稳定性也更好。

但是在某些复杂情况下，仍然推荐首选大切口 ECCE 和小切口白内障手术，例如成熟期白内障、悬韧带薄弱或角膜内皮失代偿风险较高的病例。

【典型病例】

患者女，75 岁，主诉"左眼视力模糊 4 年"。

既往史：糖尿病史。右眼 2 年前行 phaco+IOL 植入术。

体格检查：视力：右眼 0.6，左眼 FC（数指）/20cm。双眼角膜明，前房深浅正常，瞳孔圆，对光反射正常，右眼 IOL 位正，视网膜少量出血，左眼晶状体核性混浊，眼底窥不清。

手术采用2.6mm透明角膜切口，环形连续撕囊，超声乳化，劈核，植入折叠式IOL。手术视频见视频1。

视频1　白内障超声乳化联合人工晶状体植入术

（典型病例提供：方艳文）

（方艳文　樊　琪　卢　奕）

参考文献

1. Fine IH, Hoffman RS, Packer M. Profile of clear corneal cataract incisions demonstrated by ocular coherence tomography. J Cataract Refract Surg, 2007, 33: 94-97.

2. Calladine D, Packard R. Clear corneal incision architecture in the immediate postoperative period evaluated using optical coherence tomography. J Cataract Refract Surg, 2007, 33: 1429-1435.

3. Mardelli PG, Mehanna CJ. Phacoanaphylactic endophthalmitis secondary to capsular block syndrome. J Cataract Refract Surg, 2007, 33: 921-922.

4. Wilczynski M, Supady E, Loba P, et al. Comparison of early corneal endothelial cell loss after coaxial phacoemulsification through 1.8 mm microincision and bimanual phacoemulsification through 1.7 mm microincision. J Cataract Refract Surg, 2009, 35: 1570-1574.

5. Liyanage SE, Angunawela RI, Wong SC, et al. Anterior chamber instability caused by incisional leakage in coaxial phacoemulsification. J Cataract Refract Surg, 2009, 35: 1003-1005.

6. Bissen-Miyajima H. Ophthalmic viscosurgical devices. Curr Opin Ophthalmol, 2008, 19: 50-54.

7. Gimbel HV, Neuhann T. Development, advantages, and methods of the continuous circular capsulorhexis technique. J Cataract Refract Surg, 1990, 16: 31-37.

8. Nixon DR. In vivo digital imaging of the square-edged barrier effect of a silicone intraocular lens. J Cataract Refract Surg, 2004, 30: 2574-2584.

9. Koch DD, Liu JF. Multilamellar hydrodissection in phacoemulsification and planned extracapsular surgery. J Cataract Refract Surg, 1990, 16: 559-562.

10. Peng Q, Apple DJ, Visessook N, et al. Surgical prevention of posterior capsule opacification. Part 2: Enhancement of cortical cleanup by focusing on hydrodissection. J Cataract Refract Surg, 2000, 26: 188-197.

11. Gimbel HV. Divide and conquer nucleofractis phacoemulsification: development and variations. J Cataract Refract Surg, 1991, 17: 281-291.

12. Koch PS, Katzen LE. Stop and chop phacoemulsification. J Cataract Refract Surg, 1994, 20: 566-570.

13. Packer M, Fine IH, Hoffman RS, et al. Techniques of phacoemulsification.//Tasman W, Jaeger EA. Duane's Ophthalmology on DVD-ROM. 2009 edition. Philadelphia, PA: Lippincott Williams & Wilkins. 2009.

14. Chang DF, Masket S, Miller KM, et al, ASCRS Cataract Clinical Committee. Complications of sulcus placement of single-piece acrylic intraocular lenses: recommendations for backup IOL implantation following posterior capsule rupture. J Cataract Refract Surg, 2009, 35: 1445-1458.

15. Hoffman RS, Fine IH, Packer M. Scleral fixation without conjunctival dissection. J Cataract Refract Surg, 2006, 32: 1907-1912.

16. Rainer G, Stifter E, Luksch A, et al. Comparison of the effect of Viscoat and DuoVisc on postoperative intraocular pressure after small-incision cataract surgery. J Cataract Refract Surg, 2008, 34: 253-257.

17. Vasavada AR, Praveen MR, Pandita D, et al. Effect of stromal hydration of clear corneal incisions: quantifying ingress of trypan blue into the anterior chamber after phacoemulsification. J Cataract Refract Surg, 2007, 33: 623-627.

18. Chee SP. Clear corneal incision leakage after phacoemulsification--detection using povidone iodine 5%. Int Ophthalmol, 2005, 26: 175-179.

19. Olson RJ, Crandall AS. Prospective randomized comparison of phacoemulsification cataract surgery with a 3.2-mm vs a 5.5-mm sutureless incision. Am J Ophthalmol, 1998, 125: 612-620.

第六节　飞秒激光辅助白内障手术

一、概　　述

新版 PPP 增加了飞秒激光辅助白内障手术（femtosecond laser-assisted cataract surgery，FLACS）这一章节。随着 FLACS 技术越来越普及，对其利弊的讨论亦没有停歇。PPP 指出，FLACS 的应用可以提高手术的安全性、准确性以及临床预后（图 6-6-1）。但同时，FLACS 技术也带来新的问题。新版 PPP 除了分析 FLACS 技术所带来的裨益，也指出了一些随着 FLACS 技术的推广所暴露出的问题。

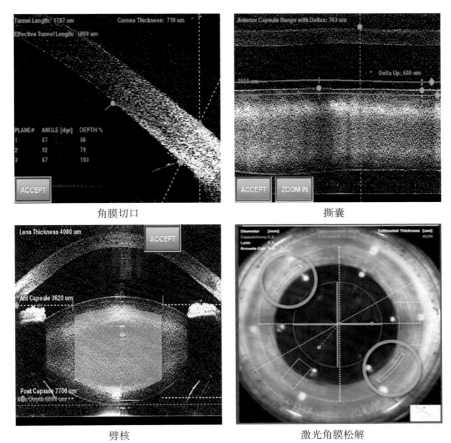

角膜切口　　　　　　　　　　　　　撕囊

劈核　　　　　　　　　　　　　激光角膜松解

图 6-6-1　飞秒激光白内障手术过程

二、FLACS 的优势

PPP 指出，相较于传统的超声乳化白内障手术，FLACS 的应用有一些显著的优点，主要有以下几点。

（一）前囊膜切开的可控性和准确性

PPP 特别指出，FLACS 在屈光性白内障手术中有更显著的优势。对于散光型、多焦点等高端 IOL，IOL 位置的轻微改变即可能带来明显的屈光误差，给患者带来眩光、光晕等视觉干扰。飞秒激光囊膜切开制作的前囊切口的位置、大小以及形态都具有较高的准确性及可重复性。多项研究表明飞秒激光撕囊的准确性及可重复性显著高于手动的连续环形撕囊，从而减少 IOL 的倾斜以及偏位，提高术后屈光稳定性，术后视觉效果更好。

（二）晶状体碎核的高效性和安全性

PPP 认为，相较于传统的超声乳化手术，应用飞秒激光辅助劈核显著减少术中使用超声乳化能量。此外，在实时图像系统的辅助下，术者可获得混浊晶状体核的清晰完整的立体影像，术者可预先设定晶状体核切割的深度、范围与模式，降低后囊膜破裂发生的可能性。

三、FLACS 的并发症及面临的挑战

PPP 同时强调了在实际应用中 FLACS 需要特别注意一些并发症。

（一）学习曲线

PPP 指出，FLACS 技术的掌握有一定的学习曲线。飞秒激光导致的眼内炎症反应以及瞳孔的缩小会导致手术难度增加。术前滴非甾体类抗炎药（普拉洛芬或普罗纳克）可有效降低瞳孔缩小的发生率，但具体使用的起始时间、剂量及方案尚待进一步商榷并达成共识从而有效指导 FLACS 围术期的用药方案。

根据复旦大学附属眼耳鼻喉科医院目前使用方案，推荐术前 1 天开始局部使用非甾体类抗炎药物（如普拉洛芬）每天 3 ~ 4 次，术前 1 小时局部使用副交感神经阻断药（如复方托吡卡胺）。若无法达到上述时间，应采用强化给药方式（术前 1 小时频点）。飞秒操作后建议立即局部滴用 1% 托吡卡胺，还可以在角膜切口分离后缓慢于前房内注射 1∶10 000 ~ 1∶50 000 比例稀释的肾上腺素，并使用高质量的黏弹剂进一步扩张瞳孔并维持前房。

PPP 指出，在使用了 FLACS，手术医生在超声乳化过程中应特别注意相应手术技巧的调整。有研究显示飞秒激光制作的不规则的囊口增加了前撕囊口撕裂的概率，术者应注意向心性地取出已被截开的前囊，避免撕囊口放射状撕裂。但也有研究指出，当前 FLACS 软件的不断更新大大降低了囊口边缘的不规则。PPP 还着重强调了在水分离的过程中，需首先小心地赶出囊袋口的气泡，否则会增加后囊破裂的概率。除此之外，当晶状体核被吸除后，由于前囊下晶状体残留皮质被飞秒激光完全切断，导致皮质吸除过程相对于传统超声乳化手术难度增加。

（二）相关并发症

PPP 总结了在 FLACS 技术的应用中，尤其是初期，可能会发生的一些并发症。

1. 由于增加了飞秒激光这一步骤，总体手术时间延长。

2. 负压吸引接触部位可引起结膜下出血。尽管出血会在术后 1～2 周内消退，且不影响术后视觉质量，但其在一定程度上影响患者的术眼外观及对手术整体效果的满意度。手术医生应注意在固定过程中操作轻巧并尽量缩短固定操作时间。

3. 有最新研究提示，应用 FLACS 技术后黄斑囊样水肿的发生率较传统超声乳化白内障手术有轻度升高，但仍需进一步研究证实。

此外，PPP 特别指出了 FLACS 的费用较高，可能会对其推广和普及带来一定难度。

PPP 认为，目前尚无明确证据显示 FLACS 较传统超声乳化手术有显著优势。FLACS 与其他任何一种手术一样，既有临床优势，又有局限性。FLACS 是一项安全、重复性高的技术，但仍需要进一步的前瞻性、随机对照研究来证实。PPP 指出，手术医生应正确看待以及权衡利弊，严格控制手术适应证。

【典型病例】

病例一

患者男，62 岁，因"左眼视力进行性下降 30 余年"就诊。追问病史：患者 30 年前左眼曾受重物击伤。否认眼部手术史。门诊查体示：裸眼视力左眼 0.05，矫正不提高。眼压：17.3mmHg。双眼角膜透明，前房深浅不一，Tyn（-）（无前房闪辉），晶状体核性混浊，180 度向鼻侧脱位，视网膜平伏。行 UBM 检查示：左眼颞上方局部虹膜根部离断，上方、颞上、颞侧、颞下、下方悬韧带疏，伴晶状体 - 睫状突距离增宽（颞上方为甚）（12 点～6 点悬韧带离断）。散瞳后行左眼 Pentacam 检查，结果如图 6-6-2 所示，显示晶状体脱位明显。遂将患者收治入院，并于局麻下行左眼 FLACS+ MCTR 巩膜缝线固定 +IOL 囊袋内植入术。手术具体参数如表所示。手术视频见视频 2。术后第 1 天，裸眼视力：0.15，IOP：19mmHg。角膜轻度水肿，前房清，IOL 及 MCTR 在位。术后 1 周，裸眼视力：0.7，IOP：14mmHg。角膜透明，前房清，IOL 及 MCTR 在位。眼前节照片及 Pentacam 检查结果如图 6-6-3 所示。

视频 2　外伤性晶状体半脱位手术

　　该病例提示，飞秒激光撕囊对于脱位轻 - 中度晶状体半脱位患者是恰当且安全的撕囊方法；但对于严重晶状体半脱位患者，则由于晶状体偏位较大、前表面暴露范围过小而不适用飞秒激光撕囊。

设备	LenSx 飞秒激光仪 Centurion vision system 超声乳化仪
手术主切口	上方偏鼻侧 155 度方位 2.7mm 透明角膜切口
FLASC 撕囊方式	飞秒激光前囊环形切开，直径 6.0mm
FLASC 劈核方式	Chop 模式（Number of cut 3）
囊袋拉钩	苏州明仁国产 Capsule Hook
灌注液	必施 ®
Phaco	原位碎核超声乳化，灌注 90cm，流速 20，负压 220
I/A	灌注 100cm，流速 30ml/min，负压 380mmHg
粘弹剂	Discovisc
改良张力环	MCTR　1-L 型，10-0 聚丙烯缝线双弯
IOL	目标屈光度 0D，AcrySof IQ SN60WF，+14.5D

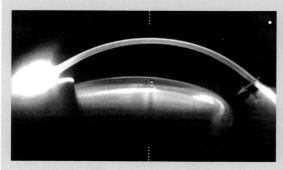
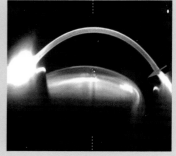

图 6-6-2　患者术前左眼 Pentacam 检查示晶状体脱位（箭头）

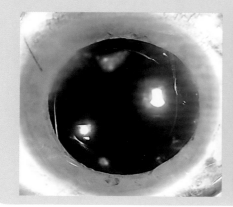
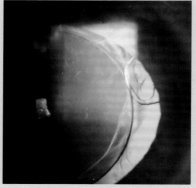

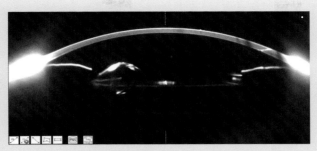

图 6-6-3　患者术后第一天眼前节照片及 Pentacam 检查结果显示角膜透明，前房清，IOL 及 MCTR 在位

病例二

患者，女，63 岁，因左眼眼视力下降 1 年余来院就诊。查体示：裸眼视力：0.05，矫正：−3.75DS/−2.75×120DC=0.3，近视力 J6。眼前节照片如图 6-6-4 所示。角膜地形图检查如图 6-6-5 所示。根据患者眼部情况及要求，我们选择给患者行飞秒激光辅助 Phaco+ 角膜缘松解散光矫正 + 多焦点 IOL 植入手术。手术视频见视频 3。术后 1 个月裸眼视力：1.0，近视力 J2。术后复查角膜地形图如图 6-6-5 所示。

视频 3　飞秒激光辅助 Phaco+ 角膜缘松解散光矫正 + 多焦点 IOL 植入手术

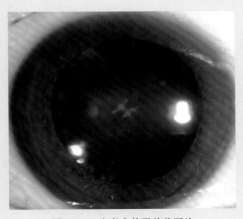

图 6-6-4　患者术前眼前节照片

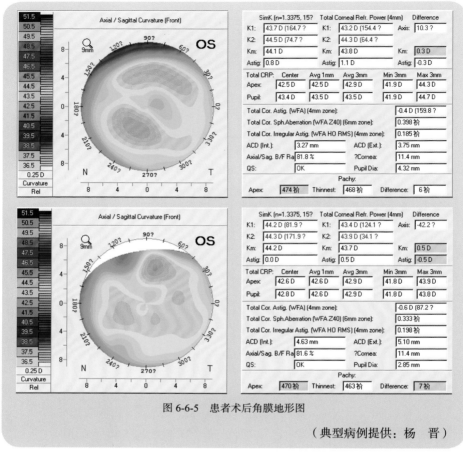

图 6-6-5　患者术后角膜地形图

（典型病例提供：杨　晋）

（杨　晋　蔡　蕾　卢　奕）

参考文献

1. Quiñones A, Gleitsmann K, Freeman M, et al. Benefits and harms of femtosecond laser assisted cataract surgery: A Systematic Review. VA-ESP Project, #05-225; 2013.

2. Abell RG, Vote BJ. Cost-effectiveness of femtosecond laser-assisted cataract surgery versus phacoemulsification cataract surgery. Ophthalmology, 2014, 121: 10-16.

3. Bartlett JD, Miller KM. The economics of femtosecond laser-assisted cataract surgery. Curr Opin Ophthalmol, 2016, 27: 76-81.

4. 496. Sutton G, Bali SJ, Hodge C. Femtosecond cataract surgery: transitioning to laser cataract. Curr Opin Ophthalmol, 2013, 24: 3-8.

5. Jun JH, Hwang KY, Chang SD, Joo CK. Pupil-size alterations induced by

photodisruption during femtosecond laser-assisted cataract surgery. J Cataract Refract Surg, 2015, 41: 278-285.

6. Grewal DS, Basti S. Intraoperative reverse pupillary block during femtosecond laser-assisted cataract surgery in a patient with phacomorphic angle closure. J Cataract Refract Surg, 2014, 40: 1909-1912.

7. Abell RG, Davies PE, Phelan D, et al. Anterior capsulotomy integrity after femtosecond laser-assisted cataract surgery. Ophthalmology, 2014, 121: 17-24.

8. Abell RG, Darian-Smith E, Kan JB, et al. Femtosecond laser-assisted cataract surgery versus standard phacoemulsification cataract surgery: outcomes and safety in more than 4000 cases at a single center. J Cataract Refract Surg, 2015, 41: 47-52.

9. Bala C, Xia Y, Meades K. Electron microscopy of laser capsulotomy edge: Interplatform comparison. J Cataract Refract Surg, 2014, 40: 1382-1389.

10. Roberts TV, Lawless M, Sutton G, et al. Anterior capsule integrity after femtosecond laserassisted cataract surgery. J Cataract Refract Surg, 2015, 41: 1109-1110.

11. Roberts TV, Lawless M, Bali SJ, et al. Surgical outcomes and safety of femtosecond laser cataract surgery: a prospective study of 1500 consecutive cases. Ophthalmology, 2013, 120: 227-233.

12. Donaldson KE, Braga-Mele R, Cabot F, et al. Femtosecond laser-assisted cataract surgery. J Cataract Refract Surg, 2013, 39: 1753-1763.

13. Chen M, Swinney C. Comparing the intraoperative complication rate of femtosecond laser-assisted cataract surgery to traditional phacoemulsification. Int J Ophthalmol, 2015, 8: 201-203.

14. Kranitz K, Takacs A, Mihaltz K, et al. Femtosecond laser capsulotomy and manual continuous curvilinear capsulorrhexis parameters and their effects on intraocular lens centration. J Refract Surg, 2011, 27: 558-563.

第七节　人工晶状体和目标屈光度的选择

一、IOL

新版 PPP 认为，白内障手术是治疗白内障、恢复视力的根本方法，IOL 植入是手术过程中的重要环节。如何为患者选择合适的 IOL 显得尤为重要。IOL 近年来的发展十分迅速。硬性聚甲基丙烯酸甲酯（polymethyl methacrylate，PMMA）后房型 IOL 在折叠 IOL 出现前是最常用的 IOL。目前使用的大多都是折叠式（软性）的 IOL，可折叠后通过小切口甚至微切口植入眼内。还有一些具有特殊功能的 IOL，比如可调节型 IOL、矫正散光的 IOL、多焦点 IOL 等。

（一）后房型 IOL

目前，折叠式 IOL 是超声乳化白内障吸除术后最常见的选择，可以通过更小的切口植入。临床上有各种类型和材料的后房型 IOL 可供选择，应选择最能匹配患者需求的 IOL。IOL 光学部尺寸、形状、襻的构造、边角设计、光学部和襻的材料及生色基团的含量可构成 IOL 的多种特征。折叠式 IOL 可根据光学部材料来进行划分：硅胶、亲水性丙烯酸酯、疏水性丙烯酸酯和胶原 / 羟基甲基丙烯酸乙酯 HEMA 共聚物为基础的材料。几乎所有的 IOL 都有阻断紫外线的生色基团。

（二）IOL 植入后的闪辉问题

闪辉是部分 IOL 植入后较为常见的问题，新版 PPP 对此问题进行了特别的阐述。在液体环境中，光学部内形成充满液体的微泡可产生闪辉。上述现象在许多类型的 IOL 都有发现，但最常见与疏水性丙烯酸酯 IOL 相关。最近的研究表明，虽然闪辉（视大小而定）可能影响光散射，但往往不影响对比敏感度和视力。尽管闪辉及其进展对术后视功能的影响仍有争议，但很少会由于闪辉而进行 IOL 的取出。

（三）PCO

PCO 是最受手术医生关注的术后并发症之一。白内障术后残留的晶状体上皮细胞的增殖、迁移、纤维化生是形成后发障的主要原因。新版 PPP 提出了以下降低 PCO 发生率的措施。

1. 锐利的 IOL 光学部后边缘和覆盖光学部边缘的撕囊。

2. 尽可能避免在同期或二期行角膜内皮移植术或玻璃体切除手术的患者中植入亲水性丙烯酸酯 IOL，以避免发生由于暴露在注入前房或玻璃体的空气或气体中所导致的 IOL 钙化。

3. 折叠式 IOL 预装设备可防止 IOL 接触碎片或患者的眼表微生物。

（四）IOL 的囊袋外植入

新版 PPP 指出，在悬韧带异常或前囊、后囊撕裂的情况下，常常需要进行囊袋外 IOL 固定术。外科医生应该有备用的 IOL 以作应急之用。可选择的包括植入前房型 IOL 或将后房型 IOL 植入睫状沟内。当缺乏足够的残余囊袋支撑时，可将后房型 IOL 襻缝合于虹膜、巩膜上。

晶状体后囊膜状态是选择手术的决定性因素：残留晶状体后囊膜完整或破损<1/2 象限，行后房型睫状沟 IOL 植入；缺损范围在 1/2 至 3/4 之间，单

针巩膜缝线固定后房型 IOL 植入；缺损范围＞3/4 象限时，选择双针巩膜缝线固定后房型 IOL 植入术或前房型 IOL 植入术。但残留后囊膜的位置，是否机化以及手术者经验等都将影响 IOL 植入方式的选择。

1. 睫状沟植入 IOL　新版 PPP 提出，适宜睫状沟植入的 IOL 应包括如下特性：足够的总长度、后襻的倾角以及无锐利的光学部前部边缘，以维持光学部的居中性和稳定性。睫状沟植入 IOL 注意事项：①应相对囊袋内植入的 IOL 度数减少 0.5~1D；②选择大光学面晶状体襻较长（一般需＞13mm）的 IOL，并且谨慎评价囊膜是否足够支持手术；③术前尽量充分散瞳，术中需充分分离虹膜与囊膜间的粘连，尽可能减少对残留后囊膜的损伤，常需要配合前段玻璃体切除手术，切除瞳孔区后囊膜和玻璃体。

不适宜睫状沟植入的 IOL：①可调节或平板襻 IOL；②多焦点 IOL 或具有高阶负球面像差的 IOL；③一片式丙烯酸酯 IOL（会造成 IOL 偏心和后部虹膜摩擦，导致透照缺损、色素播散、眼压升高、反复前房积血和炎症）。

2. 缝线固定 IOL　新版 PPP 指出，当囊袋支撑不足时，可使用缝线将 IOL 单襻或双襻固定于虹膜或巩膜。该方法能够适应各种复杂的眼外伤情况，对经验丰富的手术者而言较为安全而有良好操作性，故不少医生把这一术式作为后囊膜缺损时的主流手术方法。这一技术近年来有所改进与发展，其中包括小切口、折叠式 IOL 双襻固定术等改良方法，但仍有争议。风险包括位置不良、缝线断裂或线结松脱。另外，新版 PPP 结合手术方法的进展，提出在缺乏囊膜支撑时，巩膜层间固定的 IOL 似乎是一种安全、有效的 IOL 固定方法，然而尚缺乏长期的研究。

3. 前房型 IOL　前房型 IOL 目前在临床当中已较少使用。新版 PPP 强调，前房型 IOL 的有效使用取决于适当的 IOL 设计、大小和适当的放置。IOL 过长会导致虹膜畸形、瞳孔变形和眼部不适，而 IOL 过短导致的旋转及移位会引起慢性炎症、黄斑囊样水肿和角膜内皮损伤。植入前房型 IOL 应进行周边虹膜切除术以防止瞳孔阻滞。根据我们的长期观察，前房型 IOL 可能发生襻脱落、角膜内皮失代偿继发性青光眼等较为严重的远期并发症。

二、目标屈光度的选择

（一）非球面 IOL

新版 PPP 着重强调，非球面 IOL 的潜在优势仍存在争议。球面 IOL 由于其边缘光线相对于近轴光线聚焦更近，会产生正球差。非球面 IOL 的设计能够提高对比敏感度及在瞳孔直径较大时减少眼的球差，因此，目前非球面 IOL 已成为主流晶状体而加以应用。其潜在的优点和缺点受瞳孔大小、IOL 倾斜、IOL 偏心，以及 IOL 的球差是否和患者的角膜球差相匹配的影响。

【高度近视患者目标屈光度选择】

患者男，60 岁，高度近视患者，要求术后仍保持现有视近习惯，能够理解并接受术后配戴近视眼镜。

患者女，57 岁，中度近视患者，脱镜愿望强烈，希望术后能够脱离近视眼镜。该患者经详细介绍单眼视设计的原理后理解其优势及缺陷，并接受单眼视设计。

根据患者不同的目标屈光度要求，为男性患者设计了术后保留 -3.0D 的屈光状态。为女性患者设计了主导眼术后目标屈光度 0D，非主导眼为 -1D。两位患者均对术后视觉效果表示满意。

解析：合并高度近视的白内障患者是白内障患者中的特殊人群，除了特殊的眼部结构、生物学测量及手术风险外，其术后的屈光状态也有别于一般的白内障患者。轴性高度近视患者长期处于特殊的近距离工作生活状态，白内障术后应根据患者年龄、文化、生活、工作习惯、既往戴镜情况、术眼情况以及对侧眼屈光状态等不同特点，选择合适的目标屈光度，提高患者术后视觉质量和生活质量。如患者术前无戴镜习惯、且无近距离工作要求，目标屈光度可设定为正视或者保留低度近视度，使其术后获得较好的裸眼远视力；若患者喜欢阅读或者从事其他近距离工作，且适应佩戴近视矫正眼镜，目标屈光度可设定为保留适当的中高度近视，以符合原有的用眼习惯。

通常我们会对此类患者术后预留一定度数的近视以使其术后的视物习惯与术前保持一致，但对于一些有脱镜意愿并接受单眼视设计的患者，我们如何更好地满足他们的要求，是临床上需要解决的问题。

人工晶状体眼的单眼视设计有不同的设计方法。传统的单眼视设计，主导眼被设计为正视，非主导眼矫正成近视，这是基于非主导眼更容易抑制模糊的远距离成像。也有不同的观点，认为成功的单眼视设计与主导眼无明确关系，采用交叉单眼视（非主导眼被设计为正视，主导眼矫正成近视）也能获得同样满意的临床效果。单眼视设计的另一要点在于术后屈光度的预留，一般来说，主导眼被设计为正视或 ±0.25D，而非主导眼的预留屈光度数则有不同观点，从 -2.75D 至 -0.75D 不等。预留较大的屈光度会使患者术后近视力改善更为明显，但同时也可能由于产生较大的屈光参差对立体视觉、对比敏感度和视野等功能造成损害，从而导致患者满意度下降。

（二）Toric IOL

15%～29% 的白内障患者有超过 1.5D 的角膜散光。Toric IOLs 相比单焦 IOL 能够提高患者脱镜率。此外，Toric IOL 相比角膜松解术可以提供更好的散光矫正预测性和稳定性，且没有角膜创伤。Toric IOL 的有效矫正效果必须依赖于角膜散光度数和轴位的精确测量以及 IOL 准确及稳定的放置。改装的角膜曲率计和像差仪可以被用于术中 IOL 计算和确定 Toric IOL 轴位。Toric IOL 轴位偏差可影响预计的屈光效果，甚至可能导致更大的、不规则、难以矫正的散光。因为 Toric IOL 不能矫正不规则散光，因此不可用于需要硬性角膜接触镜的患者。Toric IOL 现已在本院广泛应用，临床效果良好。

（三）老视矫正方法及老视矫正 IOL

老视矫正 IOL 或单眼视可通过提高白内障术后脱镜率，提高患者的生活质量。新版 PPP 着重强调要重视患者的选择，必须了解患者的生活方式和期望，以便选择最佳的 IOL。患者应该被告知上述选择对于视觉质量的影响。一些与患者有关的因素可能与术后表现欠佳和患者满意度降低有关。

1. 单眼视 单眼视指的是一眼用于看远，另一眼用于看中或近距离。单眼视的成功取决于眼间的模糊抑制，一眼模糊的图像并不影响聚焦眼的图像。能够成功适应使用眼镜及接触镜实现单眼视的患者尤其适用于此种方法。新版 PPP 指出，主导眼被设计用于看远时可大幅提高白内障术后单眼视的接受率。改良单眼视方案（-0.75D 屈光参差）相比传统单眼视（-1.75D 以上的屈光参差）方案具有更好的双眼对比敏感度和立体视觉，但近视力欠佳。双侧多焦点 IOL 植入和双侧单焦点 IOL 植入在双侧非矫正远和近视力及患者满意度方面无明显差异。此类患者可受益于在夜间行车时使用远距矫正眼镜。一般来说，隐性斜视、黄斑病变或视神经疾病不适合采用单眼视，除非他们之前对光学矫正适应良好。

2. 老视矫正 IOL 老视矫正 IOL 是近年来开始逐渐广泛应用的 IOL 之一。新版 PPP 对老视矫正 IOL 进行了详细阐述及利弊分析。老视矫正 IOL 可以分为多焦点型（在光学部分具有能够看近及看远的部分）或调节型（IOL 改变形状或眼内位置）。

（1）多焦点 IOL：多焦点 IOL 通过将入射光线划分为两个或多个焦点以实现其功能，可分为折射型或衍射型。新版 PPP 指出，多焦点 IOL 与单焦点 IOL 相比能有效改善近视力，两者的远视力相类似。多焦点 IOL 的副作用包括对比敏感度下降、光源周边的光晕、复视以及眩光。当患者存在弱视或角膜、视盘（青光眼）和黄斑异常时，此类患者在植入多焦点 IOL 时必须谨慎。

目前市面上也有多焦点 Toric IOL，在矫正散光的同时提供一定视程的近视力。与多焦点 IOL 联合角膜松解切口相比，多焦点 Toric IOL 具有更好的可预测性和旋转稳定性。低近附加的多焦点 IOL 能够帮助减少光晕和眩光。

（2）调节型 IOL：调节型老视矫正 IOL（有或无散光矫正）被设计为随着调节效应而改变在眼内的形状或位置，以此模仿人眼的自我调节。相比多焦点 IOL 会降低对比敏感度这一缺陷，这些 IOL 能够在不降低对比敏感度的同时提供不同程度的调节能力。部分医生采用非主视眼保留 –0.50D 或 –0.75D 的改良单眼视法来改善患者的非矫正近视力。

（竺向佳　邱晓頔　卢　奕）

参考文献

1. Rocha KM, Nose W, Bottos K, et al. Higher-order aberrations of age-related cataract. J Cataract Refract Surg, 2007, 33: 1442-1446.

2. Baranano AE, Wu J, Mazhar K, et al, Los Angeles Latino Eye Study Group. Visual acuity outcomes after cataract extraction in adult latinos: the Los Angeles Latino Eye Study. Ophthalmology, 2008, 115: 815-821.

3. Buehl W, Findl O. Effect of intraocular lens design on posterior capsule opacification. J Cataract Refract Surg, 2008, 34: 1976-1985.

4. Vock L, Crnej A, Findl O, et al. Posterior capsule opacification in silicone and hydrophobic acrylic intraocular lenses with sharp-edge optics six years after surgery. Am J Ophthalmol, 2009, 147: 683-690.

5. Brown DC, Grabow HB, Martin RG, et al. Staar Collamer intraocular lens: clinical results from the phase I FDA core study. J Cataract Refract Surg, 1998, 24: 1032-1038.

6. Cheng JW, Wei RL, Cai JP, et al. Efficacy of different intraocular lens materials and optic edge designs in preventing posterior capsular opacification: a meta-analysis. Am J Ophthalmol, 2007, 143: 428-436.

7. Henriksen BS, Kinard K, Olson RJ. Effect of intraocular lens glistening size on visual quality. J Cataract Refract Surg, 2015, 41: 1190-1198.

8. Richter-Mueksch S, Kahraman G, Amon M, et al. Uveal and capsular biocompatibility after implantation of sharp-edged hydrophilic acrylic, hydrophobic acrylic, and silicone intraocular lenses in eyes with pseudoexfoliation syndrome. J Cataract Refract Surg, 2007, 33: 1414-1418.

9. Schild G, Amon M, Abela-Formanek C, et al. Uveal and capsular biocompatibility of a single-piece, sharp-edged hydrophilic acrylic intraocular lens with collagen (Collamer): 1-year results. J Cataract Refract Surg, 2004, 30: 1254-1258.

10. Shimizu K, Kobayashi K, Takayama S, et al. Preloaded injector for intraocular lens implantation without the use of ophthalmic viscosurgical devices. J Cataract Refract Surg, 2008, 34: 1157-1160.

11. Wagoner MD, Cox TA, Ariyasu RG, et al. Intraocular lens implantation in the absence of capsular support: a report by the American Academy of Ophthalmology. Ophthalmology, 2003, 110: 840-859.

12. Condon GP, Masket S, Kranemann C, et al. Small-incision iris fixation of foldable intraocular lenses in the absence of capsule support. Ophthalmology, 2007, 114: 1311-1318.

13. Porter RG, Peters JD, Bourke RD. De-misting condensation on intraocular lenses. Ophthalmology, 2000, 107: 778-782.

14. Altmann GE, Nichamin LD, Lane SS, et al. Optical performance of 3 intraocular lens designs in the presence of decentration. J Cataract Refract Surg, 2005, 31: 574-585.

15. Wang L, Koch DD. Effect of decentration of wavefront-corrected intraocular lenses on the higher-order aberrations of the eye. Arch Ophthalmol, 2005, 123: 1226-1230.

16. Kamal AM, Hanafy M, Ehsan A, et al. Ultrasound biomicroscopy comparison of ab interno and ab externo scleral fixation of posterior chamber intraocular lenses. J Cataract Refract Surg, 2009, 35: 881-884.

17. Ashok Kumar D, Agarwal A, Chandrasekar R. Clinical outcomes of glued transscleral fixated intraocular lens in functionally one-eyed patients. Eye Contact Lens, 2014, 40: e23-28.

18. Packer M, Fine IH, Hoffman RS, et al. Improved functional vision with a modified prolate intraocular lens. J Cataract Refract Surg, 2004, 30: 986-992.

19. Kurz S, Krummenauer F, Thieme H, et al. Contrast sensitivity after implantation of a spherical versus an aspherical intraocular lens in biaxial microincision cataract surgery. J Cataract Refract Surg, 2007, 33: 393-400.

20. Ohtani S, Gekka S, Honbou M, et al. One-year prospective intrapatient comparison of aspherical and spherical intraocular lenses in patients with bilateral cataract. Am J Ophthalmol, 2009, 147: 984-989.

21. Santhiago MR, Netto MV, Barreto J Jr, et al. Wavefront analysis, contrast sensitivity, and depth of focus after cataract surgery with aspherical intraocular lens implantation. Am J Ophthalmol, 2010, 149: 383-389.

22. Nanavaty MA, Spalton DJ, Boyce J, et al. Wavefront aberrations, depth of focus, and contrast sensitivity with aspheric and spherical intraocular lenses: fellow-eye study. J Cataract Refract Surg, 2009, 35: 663-671.

23. Hoffer KJ. Biometry of 7, 500 cataractous eyes. Am J Ophthalmol, 1980, 90: 360-368, correction 890.

24. Grabow HB. Intraocular correction of refractive errors. In: Kershner RM, ed. Refractive Keratotomy for Cataract Surgery and the Correction of Astigmatism. Thorofare, NJ:

SLACK 1994: 79-115.

25. Ferreira TB, Almeida A. Comparison of the visual outcomes and OPD-scan results of AMO Tecnis toric and Alcon Acrysof IQ toric intraocular lenses. J Refract Surg, 2012, 28: 551-555.

26. Visser N, Bauer NJ, Nuijts RM. Toric intraocular lenses: historical overview, patient selection, IOL calculation, surgical techniques, clinical outcomes, and complications. J Cataract Refract Surg, 2013, 39: 624-637.

27. Vaquero-Ruano M, Encinas JL, Millan I, et al. AMO array multifocal versus monofocal intraocular lenses: long-term follow-up. J Cataract Refract Surg, 1998, 24: 118-123.

28. Finkelman YM, Ng JQ, Barrett GD. Patient satisfaction and visual function after pseudophakic monovision. J Cataract Refract Surg, 2009, 35: 998-1002.

29. Woodward MA, Randleman JB, Stulting RD. Dissatisfaction after multifocal intraocular lens implantation. J Cataract Refract Surg, 2009, 35: 992-997.

30. Packer M, Chu YR, Waltz KL, et al. Evaluation of the aspheric Tecnis multifocal intraocular lens: one-year results from the first cohort of the food and drug administration clinical trial. Am J Ophthalmol, 2010, 149: 577-584.

31. Pepose JS, Qazi MA, Davies J, et al. Visual performance of patients with bilateral vs combination Crystalens, ReZoom, and ReSTOR intraocular lens implants. Am J Ophthalmol, 2007, 144: 347-357.

32. Takakura A, Iyer P, Adams JR, et al. Functional assessment of accommodating intraocular lenses versus monofocal intraocular lenses in cataract surgery: metaanalysis. J Cataract Refract Surg, 2010, 36: 380-388.

第八节　第二眼手术的注意点

白内障作为年龄相关性疾病，双眼的发病时间跟进展程度一般不会存在较大差异；但考虑到术后的炎症、恢复及可能的感染风险，白内障患者双眼手术之间要有一定的时间间隔。新版 PPP 对于第二眼手术的注意事项进行了详尽的阐述。

一、双眼视力干扰

双眼叠加一般发生在低照明条件下双眼视力相似时，不太可能发生于双眼视力相差较大个体或老年人。当患者发生白内障且双眼视力差异较大时

（或一眼白内障已摘除，另一眼为白内障）将表现为双眼抑制。双眼抑制的人与无双眼抑制的人相比更可能出现驾驶困难。如果第二眼白内障手术能够使得双眼视力相近时，第二眼手术能够明显改善双眼视功能及生活质量。

二、双眼手术的优势

双眼进行手术相比进行单眼手术能够更大改善视功能及水平视野，消除白内障眼的视觉干扰，恢复立体视觉，且提高患者的满意度。研究表明，抱怨白内障眼干扰植入 IOL 眼视觉功能的患者，第二眼术后其干扰能够完全消除。单眼白内障术后 32% 的立体视觉比例可在双眼手术后增加至 90%。同时，有 36% 的患者其双眼水平视野得以改善。达到驾驶标准的患者比例从第一眼术后的 52% 增加至双眼术后的 86%。因此，PPP 指出，双眼白内障手术更有助于改善双侧白内障导致的视力损害（*I-，高质量，强烈推荐*）。

新版 PPP 还指出，从长远看来，第二眼白内障手术不仅是临床有效，也被认为最具性价比。第二眼手术的适应证与第一眼手术相同。第一眼手术的效果可能会影响第二眼手术的时机。在一些患者中，第一手术眼屈光不正矫正可能会产生屈光参差。这可能导致立体视觉的丧失和患者的日常活动能力下降。此类屈光参差影响视功能的患者，其第二眼手术时机可适当提早。在一些患者中，接触镜可以解决屈光参差，然后白内障手术可以推迟。

三、双眼手术间隔

新版 PPP 认为，确定第一眼手术和第二眼手术之间适当的时间间隔需考虑以下几个因素：患者的视觉需求和喜好、第二眼的视力及功能、第一眼的治疗情况和屈光稳定性以及屈光参差程度。进行第二眼手术之前，应确定第一眼的屈光误差以选择第二眼合适的 IOL 度数。

【高度近视患者第二眼手术时机选择】

患者女，55 岁，高度近视患者，近 2 年来视物模糊，戴镜不能改善。

既往史：自幼双眼近视，随年龄增长近视度数一直持续增加。

家族史：其母亲、妹妹均为高度近视。

眼部检查和治疗经过：

V 右眼：裸眼 0.1，−16.5DS/−0.5DC×10=0.2，v 左眼：裸眼 0.3，−14.0DS/−0.5DC×175＝0.5。双眼晶状体核性混浊（右眼为甚），先行右眼 phaco+IOL 植入术，IOL 度数设计为保留近视 −3.5D。因患者第一眼术后感觉双眼视物差异明显，要求尽早行左眼手术，因此为患者进行左眼 phaco+IOL 植入术，IOL 度数设计为保留近视 −3.0D。患者双眼术后 1 个月进行验光配镜，术后效果满意。

解析：在本例患者中，由于患者为高度近视患者，第一眼手术 IOL 设计为术后保留 −3.5D，以保持患者日常生活及阅读习惯与术前一致。但由于高度近视患者第一眼手术后与未手术眼近视度数差异极大，导致患者视物困难。因此，对于高度近视的患者，第一眼手术后为了避免屈光参差带来的视觉障碍，应适当提前第二眼的手术时机，在双眼术后满 1 个月进行验光配镜。

（竺向佳　邱晓頔　卢　奕）

参考文献

1. Foss AJ, Harwood RH, Osborn F, et al. Falls and health status in elderly women following second eye cataract surgery: a randomised controlled trial. Age Ageing, 2006, 35: 66-71.

2. Cagenello R, Arditi A, Halpern DL. Binocular enhancement of visual acuity. J Opt Soc Am A Opt Image Sci Vis, 1993, 10: 1841-1848.

3. PardhanS.Acomparison of binocular summation in young and older patients.Curr Eye Res, 1996 15: 315-319.

4. Pardhan S. Binocular performance in patients with unilateral cataract using the Regan test: binocular summation and inhibition with low-contrast charts. Eye, 1993, 7 (Pt 1): 59-62.

5. Javitt JC, Brenner MH, Curbow B, et al. Outcomes of cataract surgery. Improvement in visual acuity and subjective visual function after surgery in the first, second, and both eyes. Arch Ophthalmol, 1993, 111: 686-691.

6. Castells X, Comas M, Alonso J, et al. In a randomized controlled trial, cataract surgery in both eyes increased benefits compared to surgery in one eye only. J Clin Epidemiol, 2006, 59: 201-207.

7. Taylor RH, Misson GP, Moseley MJ. Visual acuity and contrast sensitivity in cataract: summation and inhibition of visual performance. Eye, 1991, 5 (Pt 6): 704-707.

8. Laidlaw A, Harrad R. Can second eye cataract extraction be justified? Eye, 1993, 7 (Pt 5): 680-686.

9. Laidlaw DA, Harrad RA, Hopper CD, et al. Randomised trial of effectiveness of second

eye cataract surgery. Lancet, 1998 352: 925-929.

10. Frampton G, Harris P, Cooper K, etal. The clinical effectiveness and cost-effectivenessofsecond-eye cataract surgery: a systematic review and economic evaluation. Health Technol Assess, 2014, 18: 1-205, v-vi.

11. Percival SP, Vyas AV, Setty SS, et al. The influence of implant design on accuracy of postoperative refraction. Eye (Lond), 2002, 16: 309-315.

12. Covert DJ, Henry CR, Koenig SB. Intraocular lens power selection in the second eye of patients undergoing bilateral, sequential cataract extraction. Ophthalmology, 2010, 117: 49-54.

第九节 双眼同日白内障手术

随着白内障手术在微创性和安全性方面的进一步提高，近年来，少数医疗机构出于医疗服务的便捷性考虑，为患者开展了双眼同日白内障手术。基于相关研究结果，目前 PPP 并未将双眼同日手术作为推荐的医疗服务方式，更不作为诊疗常规；但也没有完全否定和禁止。PPP 详述了双眼同日手术的优势和弊端，明确规定了实行双眼同日手术必须遵循的注意点，并给出了该术式的建议手术指征。

一、双眼同日白内障手术诞生的背景

PPP 指出，双眼同日白内障手术之所以得以开展，有赖于白内障手术在以下三个方面的显著进展：①安全性高，并发症少；②应用表面麻醉，手术时间短、创伤小；③术后恢复快。这三个方面使得开展双眼同日手术的创伤和风险大为降低。同时，某些国家和地区的医疗系统在双眼白内障术前都需要等待很长时间。在这样的背景下，双眼同日白内障手术应运而生。

二、双眼同日白内障手术的优势

双眼同日白内障手术主要有两方面的优势：①为患者提供更便捷的医疗

服务，使患者在更短的时间内达到视功能的最大改善；特别是在上述术前等待时间长的医疗体系内，这一优势更加显著。②减少患者的经济花费：患者无须多次往返、住院、重复术前准备和术后随访。

三、双眼同日白内障手术的弊端

PPP 强调，尽管双眼同日白内障手术令医院更加高效、令患者更加方便，但其弊端必须受到重视：

1. 双眼同时发生致盲性并发症的风险增加。目前已有多例双眼同日白内障术后发生双眼眼内炎的病例报道。此外，双眼同时发生眼前节毒性反应综合征（TASS）的风险也更大。

2. 不能根据第一眼术后的屈光结果来调整第二眼人工晶状体的类型和度数（产生本可避免的屈光意外）。研究发现，5% 的患者根据第一眼术后的视觉状态和屈光度，会改变和调整第二眼原计划的人工晶状体类型或度数。而双眼同日手术的患者则丧失了这一调整机会，术后更可能出现双眼的屈光意外和满意度的下降。

四、双眼同日白内障手术必须遵循的注意点

PPP 并未禁止开展双眼同日白内障手术，但是强调开展双眼同日手术必须做到以下两点：

1. 双眼手术必须作为完全独立的两台手术进行（证据分级Ⅲ，高质量，强烈推荐）。如前所述，双眼同日手术后发生双眼眼内炎的若干病例报道，均发生在未严格执行两套独立手术流程的病例中。因此，PPP 严格规定，从消毒、铺巾、到手术器械、粘弹剂和灌注液、再到围手术期用药，都必须双眼分开、相互独立、不可共用。换句话说，应当将双眼作为不同患者的眼睛一样分别进行手术流程。

2. 如果第一眼手术时发生术中并发症，则第二眼手术必须推迟（证据分级Ⅲ，高质量，强烈推荐）。若第一眼发生术中并发症，则术后视力恢复欠佳和眼内炎等风险已经增加，此时不可继续进行第二眼手术，必须重新评估后，择期再行第二眼手术。

五、双眼同日白内障手术的建议手术指征

　　基于上述优势和风险，目前 PPP 引用临床研究中的建议，需要全麻、手术和随访条件不便利或身体状态差、不能承受多次手术流程的患者，可考虑双眼同日白内障手术，并在执行中严格遵守上述注意点。除此之外，对于一般的白内障患者，双眼同日手术不作为推荐和常规。

　　综上，目前的证据显示，双眼同日白内障手术的优势和风险都较为突出。也许将来更多的实践和证据将改变这一现状，但在目前的一般医疗机构和医疗条件下，该手术方式尚不作为推荐或常规，仅考虑在少数环境下和特殊患者中谨慎采用。

（卢　奕　郑天玉）

参考文献

1. Covert DJ, Henry CR, Koenig SB. Intraocular lens power selection in the second eye of patients undergoing bilateral, sequential cataract extraction. Ophthalmology, 2010, 117: 49-54.

2. Johansson BA, Lundh BL. Bilateral same day phacoemulsification: 220 cases retrospectively reviewed. Br J Ophthalmol, 2003, 87: 285-290.

3. Arshinoff SA, Strube YN, Yagev R. Simultaneous bilateral cataract surgery. J Cataract Refract Surg, 2003, 29: 1281-1291.

4. Sarikkola AU, Kontkanen M, Kivela T, et al. Simultaneous bilateral cataract surgery: a retrospective survey. J Cataract Refract Surg, 2004, 30: 1335-1341.

5. Sharma TK, Worstmann T. Simultaneous bilateral cataract extraction. J Cataract Refract Surg, 2001, 27: 741-744.

6. Smith GT, Liu CS. Is it time for a new attitude to "simultaneous" bilateral cataract surgery? Br J Ophthalmol, 2001, 85: 1489-1496. 1060.

7. Totan Y, Bayramlar H, Cekic O, et al. Bilateral cataract surgery in adult and pediatric patients in a single session. J Cataract Refract Surg, 2000, 26: 1008-1011.

8. Kontkanen M, Kaipiainen S. Simultaneous bilateral cataract extraction: a positive view. J Cataract Refract Surg, 2002, 28: 2060-2061.

9. Lundstrom M, Albrecht S, Nilsson M, et al. Benefit to patients of bilateral same-day cataract extraction: Randomized clinical study. J Cataract Refract Surg, 2006, 32: 826-830.

10. Kashkouli MB, Salimi S, Aghaee H, et al. Bilateral Pseudomonas aeruginosa

endophthalmitis following bilateral simultaneous cataract surgery. Indian J Ophthalmol, 2007, 55: 374-375.

11. Chung JK, Park SH, Lee WJ, et al. Bilateral cataract surgery: a controlled clinical trial. Jpn J Ophthalmol, 2009, 53: 107-113.

12. Lundstrom M, Albrecht S, Roos P. Immediate versus delayed sequential bilateral cataract surgery: an analysis of costs and patient value. Acta Ophthalmol, 2009, 87: 33-38.

13. Nassiri N, Sadeghi Yarandi SH, Rahnavardi M. Immediate vs delayed sequential cataract surgery: a comparative study. Eye (Lond), 2009, 23: 89-95.

14. Arshinoff SA, Chen SH. Simultaneous bilateral cataract surgery: Financial differences among nations and jurisdictions. J Cataract Refract Surg, 2006, 32: 1355-1360.

15. Arshinoff SA, Odorcic S. Same-day sequential cataract surgery. Curr Opin Ophthalmol, 2009, 20: 3-12.

16. Malvankar-Mehta MS, Filek R, Iqbal M, et al. Immediately sequential bilateral cataract surgery: a cost-effective procedure. Can J Ophthalmol, 2013, 48: 482-488.

17. Leivo T, Sarikkola AU, Uusitalo RJ, et al. Simultaneous bilateral cataract surgery: economic analysis; Helsinki Simultaneous Bilateral Cataract Surgery Study Report 2. J Cataract Refract Surg, 2011, 37: 1003-1008.

18. Grzybowski A, Krzyzanowska-Berkowska P. Immediate sequential bilateral cataract surgery: who might benefit from the procedure? J Cataract Refract Surg, 2013, 39: 1119-1120.

19. Serrano-Aguilar P, Ramallo-Farina Y, Cabrera-Hernandez JM, et al. Immediately sequential versus delayed sequential bilateral cataract surgery: safety and effectiveness. J Cataract Refract Surg, 2012, 38: 1734-1742.

20. Arshinoff SA, Bastianelli PA. Incidence of postoperative endophthalmitis after immediate sequential bilateral cataract surgery. J Cataract Refract Surg, 2011, 37: 2105-2114.

21. Ozdek SC, Onaran Z, Gurelik G, et al. Bilateral endophthalmitis after simultaneous bilateral cataract surgery. J Cataract Refract Surg, 2005, 31: 1261-1262.

22. Puvanachandra N, Humphry RC. Bilateral endophthalmitis after bilateral sequential phacoemulsification. J Cataract Refract Surg, 2008, 34: 1036-1037.

23. Sarikkola AU, Uusitalo RJ, Hellstedt T, et al. Simultaneous bilateral versus sequential bilateral cataract surgery: Helsinki Simultaneous Bilateral Cataract Surgery Study Report 1. J Cataract Refract Surg, 2011, 37: 992-1002.

第十节　术后用药和术后随访

　　白内障术后的宣教、用药和随访是术后管理必不可少的环节，对于促进患者术后恢复，预防和早期诊断、治疗并发症，恢复良好的视功能能具有重要意义。新版 PPP 对术后管理和术后用药的原则，以及术后随访的要点进行了详细阐述。

一、术 后 管 理

（一）责任明确

PPP 中重点强调，白内障手术医生对患者的整个诊疗过程负有最终责任。从术前评估进行手术决策开始，到围术期的各个环节，一直到术后随访达到病情稳定的整个过程，手术医生需全面、深入地了解患者的病情，亲自对患者进行密切监护，尤其是术后早期并发症易高发的阶段，而非转由助手或护士负责管理。

（二）术后共同管理

PPP 推荐制订完善的术后共同管理模式，充分体现了责任制、团队制以及规范性、平等性四大特点。

1. 责任制　PPP 强烈推荐，白内障手术医生在术后应亲自为患者提供眼部护理（Ⅲ级临床证据）。若委托其他医护人员实施，手术医生需详细交代病情、及时沟通，并全权负责。

2. 团队制　患者的术后管理应充分强调团队协作性，由手术医生领导，眼科医生助理和眼科护理专业团队共同参与。若助手或护理人员发现问题，需及时向手术医生反馈，在其指导下进行相应处理。

3. 规范性　若手术医生不能亲自组织术后管理和随访，需向其他非手术医护人员分享责任或者授权委托时，则发生了"责任转移"。这一转移应为条件受限或应对突发情况时的权宜之策，根据患者的特点协商安排，而不应作为常规。在责任转移的过程中，需遵循 3 项规范：第一、知情同意，事先征询患者和其他医护人员的意见，最好在手术前即取得双方的知情同意。第二、书面授权，除医患间的知情同意书外，医护人员间也需签署书面协议共享或转移患者的监管护理责任，并进行详细的工作交接。第三、合法合规，实际执行术后管理的医护人员所提供的医疗服务均应在其执业范围内。

4. 平等性　所有医护人员在实施术后管理的过程中，应该对每个患者一视同仁，尤其不能因为经济因素而改变诊疗决策和提供服务的积极性。责任转移的决策、费用明细和转移过程，都要对患者完全透明。

综上所述，PPP 推荐手术团队共同为患者提供规范、尽责、平等的术后管理模式，充分体现了对患者术后情况的重视，值得借鉴和学习。

（三）术后宣教

PPP强烈推荐对患者进行详细规范的宣教，包括以下三方面的内容：

1．眼部护理 应告知患者术后眼部保护的方法、适宜的体力活动范围和强度、围术期所需的药物治疗方法。眼科医生也应告知患者术后应遵循医护人员的建议和指导，强调围术期的规范护理对于术后恢复的重要性。

2．并发症的预防和早期发现 手术医生有义务告知患者手术过程是否顺利，以及术后可能出现的并发症所表现的体征和症状。PPP强调，围术期对于并发症的早期诊断和治疗非常重要，需告知患者一旦发现与并发症相关的症状和体征应立即通知眼科医生或就诊。

3．急诊服务 应该告知患者，如果发生严重的情况，或任何提示严重并发症的症状和体征，应第一时间寻求急诊服务，明确告知尽快获得急诊诊疗服务的方法及细节。手术医生应协助完善就诊流程，当患者发生危急情况时，总能得到眼科医生的及时处理（高质量的Ⅲ级临床证据）。

二、术 后 用 药

（一）治疗原则

PPP对于白内障术后用药提出了治疗原则，具体的用药方案则推荐眼科医生根据临床经验决定。目前缺乏严格的随机对照研究证据，因而白内障术后用药的最佳方案尚无统一标准。PPP指出，手术医生可根据患者情况决定单独或联合局部使用抗生素、糖皮质激素、非甾体类抗炎药和口服止痛剂，进行常规的抗感染治疗，并根据情况选择药物治疗相关并发症。

（二）治疗方案

PPP指出，前瞻性随机临床试验证实，两种药物干预措施：手术开始前在眼睑和结膜穹隆用聚维酮碘（povidone-iodine，PVI）消毒和手术结束时前房内注射头孢呋辛，可降低白内障术后眼内炎的发生率。但是，PPP也提到，缺乏商品化单剂量制剂是手术医生不进行前房内注射头孢呋辛最常见的原因，其他主要原因包括经济因素和担心眼前节毒性反应综合征（toxic anterior segment syndrome，TASS）的发生。

参考发表于《中华眼科杂志》的《关于白内障围手术期预防感染措施规范化的专家建议（2013年）》《我国白内障围手术期非感染性炎症反应防治

专家共识（2015 年）》和《我国白内障摘除手术后感染性眼内炎防治专家共识（2017 年）》，白内障术后专家建议首选喹诺酮类抗生素滴眼液抗感染，使用 1~2 周；联合局部使用糖皮质激素和非甾体类抗炎药物抗炎，联合使用 2 周，2 周后仅使用非甾体类抗炎药，最长可至术后 6 周。2017 年专家共识一致认为 PVI 结膜囊消毒是有效的白内障围术期预防感染的手段，但使用前需关注患者是否存在眼表问题，如角膜上皮损伤、一定程度干眼等，建议使用浓度为 1% 或低于 5% 的 PVI 进行结膜囊消毒。2017 年专家共识亦指出，在我国由于缺乏商品化制剂，目前仅少数眼科机构开展前房注射抗生素。参与讨论的专家认为鉴于前房注射头孢呋辛可有效预防白内障摘除手术后发生眼内炎，可考虑在我国逐步推进此项措施。术毕前房注射药物首选 10g/L 头孢呋辛（0.1ml）；当怀疑头孢菌素过敏时，可考虑注射 1g/L 莫西沙星 0.1ml 或 5g/L 莫西沙星 0.05ml，也可采用 0.1g/L 万古霉素前房灌洗替代。但应强调的是，在使用较高浓度万古霉素（即 10g/L 万古霉素 0.1ml）前房注射时，须注意有可能发生出血性梗阻性血管炎。

（三）药物相关并发症

PPP 指出，白内障术后药物相关的并发症主要包括局部使用糖皮质激素导致的眼压升高，以及抗生素应用导致的过敏反应。少数文献报道了非甾体类抗炎药应用引起严重的角膜相关并发症，包括上皮缺损和基质溃疡和溶解，应警惕其发生。

三、术 后 随 访

术后随访期间需要迅速准确地对手术并发症作出诊断，并有效处理；提供屈光矫正；给予患者教育、支持和指导，争取患者的密切配合。

（一）随访频率

1. 目标　PPP 指出，术后随访的目标是达到最佳的手术效果，快速准确地识别以及处理并发症，因此随访的频率是为更好地实现上述目标个性化制订的。

2. 决定因素　在没有并发症的情况下，术后随访的频率和时间主要取决于切口的大小或结构、是否需要拆线、眼部情况是否稳定、屈光状态和视功能等。如果发现异常情况或发生术后并发症，通常需要更频繁的术后随访。

3. PPP 共识　目前尚缺乏制订最佳随访计划的循证医学证据,在此情况下 PPP 达成了随访共识,以指导临床实践(表 6-10-1)。

PPP 指出,英国的前瞻性研究结果表明,非复杂性白内障术后第 1 天即使不进行随访检查,严重眼部并发症的发生率仍然较低。因此,根据我国国情,强烈建议非复杂性白内障术后 48 小时内进行初次随访,复杂白内障术后 24 小时内进行初次随访,特殊患者根据病情需要安排更密切的随访。

表 6-10-1　术后随访计划

患者特征	初次随访	后续随访
小切口白内障术后未出现可能发生并发症的症状、体征或高危因素	术后 48 小时内	随访的频率和时间取决于术眼的屈光度、视功能和眼部情况
功能性双眼单视;发生术中并发症;存在术后急性并发症,如眼压升高等的高危因素	术后 24 小时内	常常需要更密切的随访

(二)患者宣教

PPP 强烈推荐指导患者及时发现与并发症相关的症状和体征,并尽快就诊。若出现下列症状,如显著的视力下降、疼痛加重、眼红持续加重或眼周肿胀等,可能提示眼内炎等严重的并发症发生,应及时联系眼科医生寻求帮助,并随时准备就诊和进行更密切的随访(高质量的Ⅲ级临床证据)。

(三)随访检查

每次随访检查应包括以下几项内容:

1. 两次随访期间的病史,包括术后药物的使用、新的症状,以及患者对视功能的自我评价等。

2. 视功能检查(包括视力、小孔视力和屈光度等)。

3. 测量眼压。

4. 裂隙灯显微镜检查。

5. 对患者或其护理者进行咨询和教育。

6. 诊疗计划管理。

(四)特殊评估

1. 散瞳检查　PPP 指出,对于眼后节高危风险的评估以及眼前节问题的评估,散瞳检查均具有重要意义。

(1)眼后节评估:如果怀疑眼后节问题,如黄斑囊样水肿等,或存在高危风险,应进行散瞳眼底检查。研究表明,在没有症状或手术并发症的情况下，散瞳眼底检查并不能更早期地发现视网膜脱离，因此仅推荐对高危患者进行散瞳检查。

（2）眼前节评估：散瞳往往是评估特殊眼前节问题的关键，如囊膜皱缩或 IOL 异位等。因此怀疑悬韧带或者囊袋异常时，应充分散瞳检查。

2．低视力原因分析　当术后视力改善低于预期时，眼科医生应检查评估以分析原因。例如，如果怀疑黄斑病变，光学相干层析成像（OCT）或荧光素眼底血管造影（FFA）可协助诊断囊样或弥漫性黄斑水肿、视网膜前膜或年龄相关性黄斑变性；角膜地形图有助于诊断不规则角膜散光；自动化视野检查可以帮助诊断神经眼科异常；根据需要还可进行其他检查。

（五）屈光矫正

PPP 强烈推荐，在末次随访屈光检查时，为患者提供一个准确的配镜处方，以实现最佳的视力矫正（高质量的Ⅲ级临床证据）。屈光检查的时间和频率取决于患者的需求和屈光状态的稳定性。如果存在手术缝线，可能需要拆除以减少散光。小切口白内障手术后的 1～4 周或大切口白内障摘除术后的 6～12 周，通常可进行屈光矫正。根据本院的临床实践，推荐常规超声乳化白内障手术后 1 个月左右，屈光状态基本稳定时，于术后 1 个月随访时，进行验光和提供配镜处方，供各位临床医生参考。

【典型病例——高度近视并发性白内障术后激素性高眼压】

患者男，50 岁，因"双眼视物模糊 1 年"来院就诊。患者有高血压病史 2 年，否认眼部手术、外伤史。门诊查体显示：裸眼视力右眼 0.05，左眼 0.1，矫正不提高。眼压：右眼 17.0mmHg，左眼 15.0mmHg。双眼角膜及前房（−），双眼晶状体核性混浊（右眼 N4，左眼 N4），视网膜平伏，眼底呈豹纹状改变。A 超显示：眼轴右眼 27.01mm，左眼 26.34mm。

临床诊断：双眼并发性白内障，双眼高度近视。

手术：右眼白内障超声乳化摘除 +IOL 植入术，植入 RAYNER +7.50D IOL。手术顺利，无术中并发症。术后嘱右眼醋酸泼尼松龙滴眼液、普拉洛芬滴眼液和左氧氟沙星滴眼液，一日 4 次滴眼。

术后 5 天，患者自觉右眼酸胀不适。视力：右眼 0.2，矫正 −3.50DS，−1.50DC × 90° =0.6；左眼 0.1，矫正不提高。眼压右眼 30.0mmHg，左眼 18.0mmHg。右眼角膜透明，前房深浅正常，Tyn（−），瞳孔圆，IOL 位正，后囊无混浊，视网膜平伏，呈豹纹状。考虑右眼眼压升高与局部应用激素类滴眼液相关，故嘱患者将醋酸泼尼松龙滴眼液停用，改为氟米龙 0.1% 滴眼液一日 2 次，并加用布林佐胺噻吗洛尔滴眼液一日两次滴眼，继续使用普拉洛芬滴眼液和左氧氟沙星滴眼液一日四次。3 天后复测眼压：右眼 20.0mmHg，左眼 17.0mmHg。1 周后停用布林佐胺噻吗洛尔滴眼液，连续 2 周复测眼压均正常。

启示：局部使用糖皮质激素导致的眼压升高是常见的白内障术后药物相关的并发症，特别是高度近视并发性白内障术后高发，一般在术后用药数天后发生，此时见眼压明显升高，而手术反应较轻，可换用较低浓度的糖皮质激素类滴眼液并减少使用频次，并加用降眼压滴眼液，若一周后眼压正常可停用降眼压滴眼液，此时眼压多可恢复正常。还需与手术炎症反应引起的眼压升高相鉴别，后者多表现为术后即刻或早期眼压升高，炎症反应重，炎症反应程度与眼压升高的程度相关，此时仍需继续使用糖皮质激素类滴眼液，并根据炎症反应情况增加使用频次，同时加用降眼压的滴眼液，待炎症反应控制以后，眼压多可恢复正常，可逐步停用降眼压滴眼液。

（典型病例提供：罗　怡　刘　馨　卢　奕）

（罗　怡　刘　馨　卢　奕）

参考文献

1. 中华医学会眼科学分会白内障与人工晶状体学组. 关于白内障围手术期预防感染措施规范化的专家建议（2013 年）. 中华眼科杂志，2013，49（1）：76-78.

2. 中华医学会眼科学分会白内障与人工晶状体学组. 我国白内障围手术期非感染性炎症反应防治专家共识（2015 年）. 中华眼科杂志，2015，51（3）：163-166.

3. 中华医学会眼科学分会白内障与人工晶状体学组. 我国白内障摘除手术后感染性眼内炎防治专家共识（2017 年）. 中华眼科杂志，2017，53（11）：810-813.

第七章　白内障手术并发症

第一节　白内障术中并发症

一、白内障手术并发症发生率

虽然白内障术中或术后可发生许多并发症，但导致永久性视力损害的并发症仍是少数。严重危害视力的主要并发症包括感染性眼内炎，眼前节毒性综合征（toxic anterior segment syndrome，TASS），术中脉络膜上腔出血，黄斑囊样水肿（cystoid macular edema，CME），视网膜脱离，持续角膜水肿，人工晶状体（intraocular lens，IOL）异位，上睑下垂，角膜失代偿和复视等。

PPP 精选了 7 个研究，其中白内障患者预后研究小组（patient outcome research team，PORT）综述了 1992 年以前白内障研究中手术并发症的发生率，另外 6 个后续的白内障围术期并发症的研究也总结在表 7-1-1。将白内障患者按首次接受白内障手术的时间分层分析：1994～1995 年（$n = $ 57780）、1999～2000 年（$n = $ 73 064）和 2005～2006 年（$n = $ 90 750），随着时间的推移和技术的进步，严重并发症的发生率从最初队列的 0.6% 下降到最近队列的 0.4%。

表 7-1-1　白内障手术并发症发生率

	白内障 PORT，1994	Schein 等 1994	NEON，2000	Zaidi 等，2007	Jaycock 等，2009	Greenberg 等，2011	Clark 等，2011
病例数	*	717	2603	1000	55 567	45 082	65 060
超声乳化的百分比（%）	65	65	92	100	99.7	95（大约）[+]	100
术中（%）							
后囊膜或悬韧带破裂	3.1	1.95	1.6	1.5	1.92[++]	3.5[§]	NA

续表

	白内障 PORT，1994	Schein 等 1994	NEON，2000	Zaidi 等，2007	Jaycock 等，2009	Greenberg 等，2011	Clark 等，2011
玻璃体丢失 / 前段玻切或者吸除	0.8	1.39	1.1	1.1	NA	NA	NA
虹膜 / 睫状体损伤	0.7	0.84	0	1.2	0.55	0.1	NA
晶状体核成分落入玻璃体腔	NA	0.28	<1	0.1	0.18	0.2	0.16
脉络膜上腔出血	NA	0.14	0	0	0.07	0	NA
球后出血	NA	0	0	0.1	NA	0	NA
术后（%）					（$n=16731$）[#]		
CME	3.5	3.21	NA	1.2	1.62	3.3	NA
虹膜异常	1.2	2.51	NA	NA	0.16	NA	NA
角膜水肿	NA	1.95	<1	0.7	5.18	NA	0.03
伤口漏或破裂	NA	0.84	<1	1.1	0.14	NA	0.06
IOL 偏位，取出或置换	1.1	0.28	<1	NA	0.22	0.9	0.19
眼内炎	0.13	0.14	<1	0.1	NA	0.2	0.17
视网膜裂孔或脱离	0.7	0.14	<1	0.2	NA	0.9	0.37
显著的 CME	NA	NA	<1	NA	NA	NA	NA
持续虹膜炎	NA	NA	1.1	1.1	NA	NA	NA

玻切＝玻璃体切除；NA＝不存在；NEON＝国家眼保健结果网络；PORT＝白内障患者预后研究小组
[*] 研究每个并发症纳入的患者数存在差异

[+] 该研究应用程序术语编码筛选患者，不能鉴别出白内障手术是应用超声乳化术或手工白内障囊外摘除术。退伍军人健康管理机构的一项研究发现约 95% 的囊外白内障手术使用超声乳化

[++] 包括无玻璃体脱出的后囊膜破裂以及有玻璃体丢失的后囊膜悬韧带破裂的联合筛选出的数据

[$] 包括由"后囊膜撕裂"的诊断和"前段玻切"的手术过程联合筛选出的数据

[#] 并非所有患者存在术后资料

二、常见术中并发症

（一）切口相关并发症

1. 切口过大　PPP 强调了切口水密的重要性，非水密切口可导致许多

并发症，包括术后切口漏、低眼压和眼内炎。过大的切口将导致切口液体漏出以及前房不稳定。

2. 切口过紧 过紧的切口将大幅增加摩擦力，从而增加超声乳化针头的热量产生和伤口灼伤的风险。当温度达到或超过60℃时，将发生伤口灼伤（超声导致的基质热损伤）。一项研究表明，超声乳化白内障术后伤口灼伤的发生率为0.043%，对419例伤口灼伤患者进行多因素分析，相关因素按重要性排序为术者手术量较小、手术技巧和所选择的眼用黏弹剂（ophthalmic viscosurgical device，OVD）类型。伤口灼伤可导致伤口难以愈合，引起术源性散光而影响屈光结果，尤其是使用新型IOL。

3. 切口缝合 在手术结束时不能自闭的切口需要缝合或黏合以保证闭合，若存在围术期伤口漏的风险（例如患者会揉眼、巩膜硬度差等），需考虑进行缝合或术后眼球保护。缝线可引起术源性散光，散光的大小取决于缝线的位置和松紧度，而缝线拆除后通常可逆。

（二）虹膜相关并发症

1. 虹膜损伤原因

（1）虹膜脱垂：术中虹膜松弛综合征（intraoperative floppy iris syndrome，IFIS）或手术切口结构差，将导致虹膜脱垂，从而引起虹膜损伤。

（2）浅前房：浅前房易造成术源性虹膜损伤，其原因主要包括超声乳化针头误吸或扰动虹膜、瞳孔括约肌切开，以及扩张器械（虹膜拉钩和环）的过度伸展或操作。

2. 虹膜损伤表现 上述虹膜损伤可导致虹膜根部离断、前房积血、虹膜透照缺损、外伤性瞳孔散大和不规则，以及松弛或畸形瞳孔等。若围术期发生眼内炎、TASS或异常增高的眼压，可出现瞳孔括约肌坏死。

PPP提示注意关注虹膜损伤，避免可能导致损伤的原因。

（三）角膜相关并发症

1. 后弹力层撕裂 器械在前房中不恰当的操作可导致角膜后弹力层撕裂或脱离，小的撕裂往往无须处理，常可自行恢复；较大的撕裂可在前房注入空气泡填塞，将后弹力层脱落的瓣复位。

2. 内皮损伤 角膜内皮易受到以下3类损伤：第一、物理损伤，机械损伤和长时间的超乳能量造成的损害；第二、化学损伤，非生理性渗透压或pH的眼内溶液，有毒污染物或合成不当的眼内溶液和药物导致的化学损伤；第三、高眼压，持续增高的眼压可进一步导致角膜内皮失代偿和角膜水肿。

3. 保护措施　PPP 强烈推荐手术医生避免超声乳化针头靠近角膜操作，灌注口应远离角膜内皮（高质量的 Ⅲ 级临床证据）。若超声乳化手术时间较长，或棕色白内障存在许多小的尖利的碎片时，需重新注入弥散性 OVD 保护角膜内皮。

（四）后囊膜撕裂或悬韧带断裂

1. 发生率　PPP 总结了不同文献中后囊膜撕裂或悬韧带断裂的发生率，在非复杂性白内障手术病例中最低约为 2%，而有扁平部玻璃体切除手术史的高危患者最高为 9%。

2. 危险因素　后囊膜撕裂和玻璃体脱出的危险因素包括高龄、男性，青光眼、糖尿病性视网膜病变，棕色或白色白内障、后极性白内障、术前无法观察到眼后段，假性剥脱综合征（剥脱综合征），小瞳孔，眼轴长度 > 26mm，全身使用 α-1a（系统性坦索罗辛）拮抗剂药物，既往外伤史，患者不能平卧和住院医生施行的白内障手术。除上述已知危险因素外，后囊膜和悬韧带相关的并发症可能在无明显诱因的情况下出现，因此 PPP 建议在术前告知患者发生这一并发症的可能性，以及风险评估的困难性。

3. 飞秒激光辅助的白内障手术　早期开展飞秒激光辅助白内障手术时，行飞秒激光白内障分核的患者后囊膜破裂的发生率较常规的超声乳化白内障手术高，然而，最新的研究并没有证实更高的发生率，说明与学习曲线有关。后囊膜撕裂的术中危险因素包括悬韧带松弛，囊膜染色和缩瞳。

（五）晶状体碎片残留

晶状体碎片残留的发生率为 0.18% ~ 0.28%。

1. 手术方法　如果有玻璃体脱出及向后脱位的晶状体碎片，PPP 强烈推荐手术医生行前段玻璃体切除术（高质量的 Ⅲ 级临床证据），根据情况选择合适的 IOL 类型与植入方式，注射曲安奈德有助于残余玻璃体的显示。PPP 引用的文献指出，玻璃体脱出发生时，非常重要的一点是手术医生应该避免任何将给术眼带来灾难性后果的操作，包括在玻璃体存在的情况下进行超乳，以及在没有玻璃体切除术的情况下尝试将脱位的晶状体碎片从后节复位。如果白内障手术医生不具备丰富的玻璃体切除术手术经验，应该暂停手术且在并发症发生的早期即请有经验的玻璃体切除手术专家完成后续手术。推荐使用无缝合的 23G 玻璃体切除术系统经睫状体扁平部入路，而非经前房入路，行前段玻璃体切除术，扁平部入路可避免前房内的操作，从而减少玻璃体在角膜切口的嵌顿，并且可以更好地清除后囊膜后部的玻璃体，最大限度地保留残余囊膜的完整性。

2. 手术时机　晶状体皮质和碎片残留使得炎症和眼压升高的风险增加，因此应考虑术后早期将患者转诊给视网膜医生。二期玻璃体切除术的最佳手术时机尚不清楚，PPP 强烈推荐仔细监控眼部并发症，如眼压升高和炎症反应等的发生（高质量的Ⅲ级临床证据）。小块的晶状体皮质残留常容易被发现，晶状体碎片若残留在前房中，角膜失代偿发生风险高，可考虑早期手术。因此，白内障术后发生晶状体碎片残留时，若存在炎症、高眼压或角膜内皮失代偿的风险较高，应及时处理并尽早行玻璃体切除术，否则可以随访观察，小的碎片可能自行吸收而无须处理。

3. IOL 植入　根据文献及本院的临床经验，术中应根据情况选择 IOL 的类型与植入方式，三体式 IOL 或者大光学直径和襻较宽的 IOL 稳定性更好。仅在囊膜撕裂较小且悬韧带可维持稳定时考虑囊袋内植入；若较大的囊袋撕裂尚存在足够的支撑，可睫状沟植入 IOL；若无足够的囊袋支撑，应选择 IOL 巩膜缝线固定术，或保留无晶状体眼状态，择期行二期 IOL 巩膜缝线固定术。

PPP 指出，研究表明，超声乳化白内障手术中并发晶状体碎片向后脱位到玻璃体腔时，若一期植入 IOL，这些 IOL 在随访期间需要取出或置换的比例高达 3/4（77%），最终仅有 67% 的患者可保留 IOL 眼的状态，而初次手术保留无晶状体眼的状态，有 79% 的患者最终可二期植入 IOL。因此，如果备用植入的 IOL 的度数、大小和设计不合适，PPP 推荐手术医生在初次手术并发晶状体碎片向后脱位时保留无晶状体眼的状态。PPP 引用的上述研究表明，并发晶状体碎片向后脱位的白内障手术与去除晶状体碎片的扁平部玻璃体切除手术的中位间隔时间为 3 天（0～293 天），9.6%（$n=37$）的患者在同一天行玻璃体切除手术，68%（$n=275$）的患者在 1 周内手术，更早更积极的玻璃体切除术和使用超声粉碎去除晶状体碎片可降低视网膜脱离的发生率。而上述一期植入的 IOL，是指在尚未处理向后脱位的晶状体碎片及脱出玻璃体的情况下，在一期白内障摘除后植入 IOL，而在后续玻璃体切除手术中，有 44% 的 IOL 被置换，33% 的 IOL 取出而保留无晶状体眼状态，仅 23% 的 IOL 保留在原位。基于上述结果，我们建议，白内障手术中并发晶状体碎片向后脱位到玻璃体腔时，若经验丰富的玻切医生可同期行扁平部玻璃体切除术去除晶状体碎片且囊袋有足够支撑，可考虑在玻璃体切除术后囊袋内或睫状沟植入 IOL。否则建议一期手术保留无晶状体眼状态，待玻璃体切除手术成功去除晶状体碎片后，考虑二期 IOL 植入。

（六）脉络膜上腔出血

1. 发生率及风险 既往研究表明，与大切口白内障手术相关的脉络膜上腔出血的发生率为 0.15%～0.19%，并与近视、青光眼、糖尿病、动脉粥样硬化性血管疾病、高血压和术中持续的低眼压相关。目前缺乏超声乳化白内障术后脉络膜上腔出血发生率的研究数据，PPP 指出，由于超声乳化手术时间更短，其发生风险可能更低。我们认为，超声乳化白内障手术更微创，切口小容易闭合，也是脉络膜上腔出血发生风险降低的原因。

2. 症状和体征 术中脉络膜上腔出血的临床症状和体征包括突发疼痛、暗点和红光反射消失、高眼压、前房变浅和虹膜脱垂。若未能及时诊断脉络膜上腔出血并立即关闭切口，威胁视力的并发症的发生将增加。

3. 抗凝治疗 国内多数眼科医生嘱咐患者在白内障术前 1～3 天停用抗凝和抗血小板治疗，但最新发表的研究大多支持，且 PPP 亦强烈推荐，当由熟练的眼科医生进行白内障手术时，应继续抗凝和抗血小板治疗（高质量的 Ⅰ 级临床证据）。这一指南应重点关注并指导临床。华法林抗凝并未显著增加脉络膜上腔出血的发生率，但一旦发生出血，接触华法林可能加重出血的严重程度。

（七）眼压改变

1. 临床表现和治疗 许多患者可能在术后早期出现暂时性眼压升高，但很少造成永久性的损伤，术后急性高眼压可导致疼痛、微囊性角膜水肿和恶心，高危患者可能更易发生视神经损伤或视网膜血管阻塞。PPP 指出，预防术后早期眼压升高的最佳药物治疗方案尚不清楚，局部应用房水生成抑制剂和前房注射卡巴胆碱可能有益。据查，卡巴胆碱为人工合成的拟胆碱药，能直接作用于瞳孔括约肌而迅速缩瞳，同时具有抗胆碱酯酶作用，能维持较长的缩瞳时间，为快速强效缩瞳剂，国内常用卡米可林（卡巴胆碱注射液）前房注射。

2. OVD 残留 在手术结束时过量的 OVD 残留可能引起 IOP 升高，弥散型 OVD 黏附在眼内结构如角膜、虹膜和 IOL 上，比聚合型 OVD 更容易在眼内残留，因此 PPP 建议彻底清除 OVD。我们推荐彻底清除 OVD 的另外一个原因是可能降低眼内炎或 TASS 的发生。

3. 糖皮质激素应用 "类固醇应答"的患眼在局部使用糖皮质激素后 IOP 可能会升高，二氟泼尼酯 0.05% 比醋酸泼尼松龙 1% 更易升高 IOP。糖皮质激素诱导眼压升高的危险因素包括年轻患者、高度近视、青光眼病史或假性剥脱综合征等。停止使用糖皮质激素通常会降低 IOP 至正常水平。因此，PPP 强烈建议术后使用糖皮质激素治疗的患者进行眼压监测（质量好的Ⅱ-级临床证据）。

综上所述，随着技术的进步和手术技术的娴熟，白内障术中并发症的发生率呈现不断下降的趋势。术中规范、精细操作，尽量避免并发症的发生。尽早发现并及时对症处理相关并发症，可防止不可逆的视力损害。

【典型病例——术中脉络膜上腔出血】

患者男，85 岁，因"双眼视物模糊 2 年余"来院就诊，患者有高血压病史 30 余年，血压 158/90mmHg，糖尿病病史 10 年。门诊查体显示：裸眼视力右眼 0.2，左眼 0.05，矫正不提高。眼压：右眼 20.0mmHg，左眼 21.0mmHg。双眼角膜透明，前房偏浅，双眼晶状体核性混浊，左眼呈棕黑色混浊，视网膜平伏。

临床诊断：双眼老年性白内障（成熟期）。

入院后在表面麻醉下拟行左眼白内障超声乳化摘除 +IOL 植入术，患者核较硬，超乳时间较长，白内障摘除后患者术中眼压骤升，红光反射消失，前房变浅，虹膜脱垂，患者自觉眼痛明显。怀疑发生术中脉络膜上腔出血，于是立即关闭切口，未植入人工晶状体。

随访：术后第 1 天，左眼裸眼视力眼前手动，眼压 21.5mmHg，B 超提示各方位或后极部球壁前探及弧形带状强回声，凸面向玻璃体腔，距离球壁 1～3mm，其下大量点状高回声（图 7-1-1）。间接眼底镜见异常脉络膜隆起。术后第 10 天，左眼裸眼视力 0.03，B 超显示左眼后极部球壁前探及带状强回声，距离球壁 2mm。术后 2 月（图 7-1-2），患者左眼最佳矫正视力 0.1（+10.0DS/−3.5DC×100），左眼眼压 11.5mmHg，B 超未见明显异常。

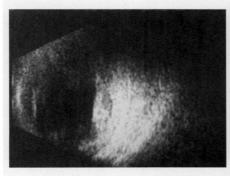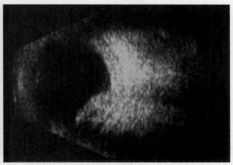

图 7-1-1　患者术后第 1 天左眼 B 超，提示脉络膜上腔出血

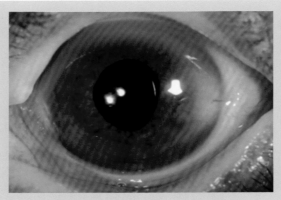

图 7-1-2　患者术后 2 个月眼前节照片

　　启示：术中脉络膜上腔出血的临床症状和体征包括突发眼痛、暗点和红光反射消失、眼压急剧增高、前房变浅和虹膜自切口脱垂、眼内组织和血液涌出，患者可伴有头痛和呕吐。及时发现是成功处理的关键，若未能及时诊断脉络膜上腔出血并立即关闭切口，威胁视力的并发症的发生概率将增加。

（典型病例提供：罗　怡　刘　馨　卢　奕）

（罗　怡　刘　馨　卢　奕）

参考文献

1. Vanner EA, Stewart MW. Meta-analysis comparing same-day versus delayed vitrectomy clinical outcomes for intravitreal retained lens fragments after age-related cataract surgery. Clin Ophthalmol, 2014, 8: 2261-2276.

2. Zavodni ZJ, Meyer JJ, Kim T. Clinical Features and Outcomes of Retained Lens Fragments in the Anterior Chamber After Phacoemulsification. Am J Ophthalmol, 2015, 160: 1171-1175.

3. Jacobs PM. Vitreous loss during cataract surgery: prevention and optimal management. Eye (Lond), 2008, 22: 1286-1289.

4. Von Lany H, Mahmood S, James CR, et al. Displacement of nuclear fragments into the vitreous complicating phacoemulsification surgery in the UK: clinical features, outcomes and management. Br J Ophthalmol, 2008, 92: 493-495.

5. Borne MJ, Tasman W, Regillo C, et al. Outcomes of vitrectomy for retained lens fragments. Ophthalmology, 1996, 103: 971–976.

6. Stilma JS, Van der Sluijs FA, Van Meurs JC, et al. Occurrence of retained lens fragments

after phacoemulsification in the Netherlands. J Cataract Refract Surg, 1997, 23: 8: 1177–1182.

7. Margherio RR, Margherio AR, Pendergast SD et al. Vitrectomy for retained lens fragments after phacoemulsification. Ophthalmology, 1997, 104: 1426–1432.

8. Al-Khaier A, Wong D, Lois M, et al. Determinants of visual outcome after pars plana vitrectomy for posteriorly dislocated lens fragments in phacoemulsification.J Cataract Refract Surg, 2001, 27: 1199–1206.

9. Scott IU, Flynn HW, Smiddy WE, et al. Clinical features and outcomes of pars plana vitrectomy in patients with retained lens fragments.Ophthalmology, 2003, 110: 1567–1572.

10. Turnbull AM, Lash SC. Confidence of ophthalmology specialist trainees in the management of posterior capsule rupture and vitreous loss. Eye (Lond), 2016, 30: 943-948.

11. Cekic O, Batman C. Effect of intracameral carbachol on intraocular pressure following clear corneal phacoemulsification. Eye, 1999, 13: 209-211.

12. Abbasoglu E, Tekeli O, Celikdogan A, et al. A topical or oral carbonic anhydrase inhibitor to control ocular hypertension after cataract surgery. Eur J Ophthalmol, 2000, 10: 27-31.

13. Cetinkaya A, Akman A, Akova YA. Effect of topical brinzolamide 1% and brimonidine 0.2% on intraocular pressure after phacoemulsification. J Cataract Refract Surg, 2004, 30: 1736-1741.

14. Dayanir V, Ozcura F, Kir E, et al. Medical control of intraocular pressure after phacoemulsification. J Cataract Refract Surg, 2005, 31: 484-488.

第二节 人工晶状体相关并发症

一、人工晶状体取出 / 置换的原因分析

IOL 相关的并发症较少发生，其发生率在不同的 IOL 设计和材料中存在差异。

（一）主要原因

1. 折叠式 IOL　PPP 指出，根据美国白内障和屈光手术协会（The American Society of Cataract and Refractive Surgery，ASCRS）/ 欧洲白内障和屈光手术协会（The European Society of Cataract and Refractive Surgery，ESCRS）注册资料，折叠式 IOL 取出最常见的原因包括 IOL 脱位或偏心、眩光或光学像差，度数不准确和 IOL 混浊等。

2. 多焦点 IOL　多焦点 IOL 最常见的取出原因包括"蜡样"视力（患者描述视觉体验仿佛透过蜡纸看出）、眩光、光晕和其他眩光幻影，以及光

学矫正无效的视物模糊。IOL 在植入过程中可能受损需要进行 IOL 置换。国内多焦点 IOL 取出的病例数不少，但具体原因尚缺乏统计分析资料，因此在植入多焦点 IOL 前应与患者充分沟通，术后密切随访关注，警惕多焦点 IOL 因视力不好或异常的视觉现象而需取出或置换的风险。

（二）IOL 偏心或脱位

任何材料和类型的 IOL 均可发生脱位和偏心，包括一体式和三体式的设计。

1. 主要原因

（1）IOL 偏心：后房型 IOL 偏心是 IOL 植入术后最常见的并发症，发生原因包括 IOL 襻损坏、悬韧带断裂、前或后囊膜撕裂、不对称的撕囊、不对称的囊袋收缩和纤维化，以及一个襻在睫状沟、一个襻在囊袋内的不对称放置等。

（2）IOL 脱位：最常见于 IOL 非对称地放置在囊袋内或撕囊不完整。IOL 半脱位的主要诱因包括二期植入、后囊膜破裂和成熟期的白内障手术。板式襻硅凝胶 IOL 在钕：钇铝石榴石（Nd：YAG）激光后囊切开术后可向后方脱位，也可在囊袋收缩后自发脱位。

IOL 脱位通常发生在术后多年以后，迟发囊袋内自发的 IOL 向后脱位常与悬韧带功能不全相关，包括假性剥脱综合征（剥脱综合征）、玻璃体视网膜手术史或外伤史。PPP 指出，一项研究纳入了 86 例在无并发症的常规白内障手术后发生 IOL 脱位的病例，结果发现 IOL 脱位均为迟发性的，平均发生在术后 8.5 年；自发的囊袋内 IOL 脱位见于 PMMA、硅凝胶和疏水性丙烯酸酯等各种材料，一体式和三体式 IOL 均可发生。并无临床证据表明，囊袋张力环植入可以降低晚期囊袋脱位的风险，因此 PPP 不推荐使用。

IOL 异位至前房的可能原因包括 IOL 大小不合适，IOL 植入后虹膜褶皱，或 IOL 襻在周边虹膜切除术后发生旋转等。

2. 临床表现　后房型 IOL 异位的临床表现包括边缘眩光，高阶像差，或虹膜摩擦等葡萄膜刺激导致的 IOL 炎症。一体式丙烯酸酯 IOL 异位和任何 IOL 的颠倒放置都常导致虹膜炎症和继发性青光眼。睫状沟植入一体式丙烯酸 IOL 可能发生色素播散、虹膜透照缺损、眼压升高和复发性炎症或出血等。异位至前房的 IOL 过度运动可导致角膜内皮失代偿。

PPP 的内容启示我们，IOL 偏心或脱位的危害很多，可导致视力下降、炎症、出血或继发性青光眼等，因此需要重点关注密切随访，必要时手术处理，根据情况选择 IOL 调位、IOL 置换、IOL 巩膜缝线固定或 IOL 取出术等。

（三）眩光幻影

1. 定义和分类　眩光幻影这一术语被用于描述 IOL 植入后引起的一系列视觉干扰现象：正像眩光幻影包括光晕、复视、星爆、弧光、环形光或闪光等，最终可能影响视功能；最常见的负像眩光幻影为黑色的新月形或弧形的影子，类似于颞侧周边区域的暗点或"马眼罩"，是 IOL 取出的一个常见原因。

2. 危险因素　正像和负像眩光幻影最早见于高折射率的方角边缘设计的疏水性丙烯酸酯 IOL，随后发现其他 IOL 材料和设计，包括硅凝胶和亲水性丙烯酸酯 IOL 均可发生。某些光学设计如方角边缘，平坦的前表面，较小的光学直径和多焦点设计等，更有可能导致异常的光学影像。虹膜后表面和 IOL 前表面之间的间隙大可能增加颞侧幻影的发生，而 IOL 混浊、IOL 襻破裂或损坏和 IOL 偏心等并发症也可能导致眩光幻影。负像眩光幻影还可在撕囊口和 IOL 前表面的交界面产生，前囊边缘的阴影可投射到鼻侧周边的视网膜上。

3. 发生率　随着时间的推移，眩光幻影的发生率和严重程度逐渐下降。PPP 指出，一项研究表明，负像眩光幻影在术后第 1 天的发生率为15%，而术后 1 年，在没有任何干预的情况下，仅 3% 的患者主诉负像眩光幻影。

4. 预防方法　植入背驮式 IOL 或 IOL 反向光学夹持（将 IOL 光学部放在前囊撕囊口的前部），可能帮助减少负像眩光幻影的发生。巩膜或虹膜缝合固定 IOL 使得 IOL 在后房中的位置更靠前，也可能有帮助，但存在争议。

PPP 提示我们，在术前需与患者沟通可能发生的异常光学现象，术后对患者进行心理疏导，帮助患者自我调整、适应。

（四）IOL 度数误差

1. 原因分析　若 IOL 度数不正确，可能需要取出或置换 IOL，术前无法准确预测 IOL 植入后，其沿整个眼轴轴向的最终精确定位点，而 IOL 的不同轴向位置产生的屈光结果存在差异，因此可能产生非预期的屈光结果或"意外"。

（1）测量误差：角膜曲率或眼轴长度测量不准确将增加 IOL 度数误差，在下列情况中更难以准确测量：患者不合作、角膜屈光术后和患者存在解剖学变异如葡萄肿等。

（2）手术因素：影响 IOL 有效位置的手术因素包括囊袋中 OVD 残留，囊袋阻滞，IOL 襻或光学区放置不当，撕囊直径和 IOL 倒置等。

（3）人为因素：若 IOL 包装上的标签或人为标记与其实际的度数不相符，或植入了错误的 IOL，均可能产生非预期的屈光结果。

2．处理方法　IOL 植入术后的屈光不正结果不能接受或不能耐受时，PPP 强烈推荐认真权衡手术干预以及使用框架镜或角膜接触镜矫正屈光不正的方法之间的风险（高质量的Ⅲ级临床证据）。我们查阅文献总结，矫正 IOL 植入术后残余屈光不正的手术干预方法主要包括两类，准分子激光原位角膜磨镶术（LASIK）等角膜屈光手术以及 IOL 相关的手术（IOL 置换术或背驮式 IOL 植入术），许多研究均证实了两类方法的有效性。

（1）角膜屈光手术：LASIK 可矫正残余近视和远视的屈光不正，对于残余散光的矫正具有显著优势。两类手术干预方法比较而言，角膜屈光手术不进入眼内，不引起术源性散光，也降低了眼内感染的风险。LASIK 矫正白内障术后残余的屈光不正的准确性和可预测性最好，尤其适用于近视或远视度数较低，且伴有散光的患者，在制瓣后可再次补矫。

（2）IOL 手术：IOL 置换可矫正近视和远视的屈光不正，而背驮式 IOL 植入术仅矫正远视。

IOL 手术具有下列优点：第一、可矫正非常大的残余屈光不正；第二、IOL 手术不改变角膜表面因而对角膜的生物力学改变小；第三、可在初次白内障手术后早期进行手术并从原切口入路完成手术；第四、不需要特殊的仪器设备，尤其是在没有激光手术平台时适用。

背驮式 IOL 植入术有效、简便、可预测性好，较 IOL 置换术矫正屈光不正的准确性更高，且可以避免 IOL 取出过程中的并发症。建议二期在睫状沟背驮式植入 IOL。

IOL 置换术可矫正的残余屈光不正度数最高，尤其适用于非常大的屈光意外。但 IOL 置换术的手术风险最高，有时需取出的 IOL 会与囊袋紧密粘连，取出时可能造成囊袋破裂或悬韧带损伤，从而导致睫状体分离、视网膜裂孔或黄斑水肿。IOL 置换时常需要扩大切口以取出 IOL，术源性散光增加，这也是屈光准确性低于 LASIK 的主要原因。

目前尚缺乏严格的随机对照前瞻性研究比较两类手术方法的有效性，建议根据患者情况个性化选择。

（五）IOL 混浊／钙化

1．发生率　PPP 指出，最近研究表明，IOL 混浊或钙化的发生率出现下降的趋势。IOL 钙化多发生于早期的亲水性丙烯酸酯 IOL。新型亲水性丙烯酸酯 IOL 在欧洲广泛应用后，IOL 钙化的发生率极低。

2. 处理　亲水性丙烯酸酯 IOL 混浊可被误诊为晶状体囊袋或玻璃体混浊，导致不必要的手术治疗。因此我们建议在鉴别时应散瞳使用裂隙灯仔细检查，辨认混浊的部位是在 IOL 上，还是在囊袋上或玻璃体内，必要时行超声生物显微镜（Ultrasound biomicroscopy，UBM）检查鉴别。

伴有星状玻璃体变性的患者在 Nd：YAG 激光后囊切开术后发生钙沉积，可导致硅凝胶 IOL 光学区混浊，查阅文献未见其他材料的 IOL 在该类患者中发生混浊的报道，因此 PPP 建议避免在这些患者中使用硅凝胶 IOL。偶尔，IOL 混浊 / 钙化会导致无法忍受的闪辉，则必须取出或置换 IOL。

二、背驮式 IOL 相关并发症

1. IOL 层间混浊　当晶状体上皮细胞在两个同时植入囊袋内的背驮式 IOL（特别是两个疏水性丙烯酸酯 IOL）光学区之间迁移，可发生 IOL 层间混浊，这种致密的纤维细胞物质很难去除，可能需要同时取出两个 IOL。PPP 指出，与两个 IOL 同时植入囊袋不同，当囊袋内植入一个丙烯酸酯 IOL 后，在睫状沟植入硅凝胶 IOL，未再发生 IOL 层间混浊。

2. 推荐植入方法　查阅文献，3 种方法可帮助预防 IOL 层间混浊：第一、彻底清除皮质，尤其是赤道部；第二、采用相对较大的连续环形撕囊，从而隔绝赤道穹隆部的周边残余细胞向 IOL 光学部位移行；第三、采用囊袋内植入 IOL+ 睫状沟植入 IOL 的方式，使残留的细胞从 IOL 之间分离。由于所有报道的背驮式 IOL 植入后 IOL 层间混浊的并发症均发生在两个丙烯酸酯 IOL 同时植入囊袋的情况，因此应避免这种植入方法。我们建议选择最高度数的 IOL 植入囊袋内，而较低度数的 IOL 随后植入睫状沟，若一个 IOL 为丙烯酸酯材料，另一个 IOL 建议采用其他材料。

三、特殊折叠式 IOL 相关并发症

PPP 列出了某些特殊材料或设计的 IOL 可发生的并发症：

（一）双眼色差

当采用一眼植入蓝光滤过型 IOL，另一眼植入透明 IOL 的混合植入法

时，患者可能会感知双眼的色差。PPP 引用的 meta 分析结果表明，与植入紫外线滤过 IOL 的患者相比，植入蓝光滤过型 IOL 的患者在中间视觉环境下对蓝光的感知会显著降低，其纳入的一个研究表明在明环境下对蓝光的感知也可能降低。

（二）IOL 材料相关并发症

1. 亲水性丙烯酸酯 IOL　如果患者在白内障术后需要空气或气体填充，如行后弹力层剥除角膜内皮移植术（Descemet's stripping endothelial keratoplasty，DSEK）或角膜后弹力层和内皮移植术（Descemet's membrane endothelial keratoplasty，DMEK）等，亲水性丙烯酸酯 IOL 可能会发生钙化。因此若存在角膜内皮失代偿的风险或角膜内皮移植手术计划，PPP 推荐选择其他 IOL 材料。查阅文献，疏水性和亲水性丙烯酸酯 IOL 在空气或气体填充后均可发生 IOL 钙化，但未见其他材料的 IOL 发生钙化的报道，因此我们建议在避免使用丙烯酸酯 IOL 的情况下根据术者习惯和患者的眼部情况选择 IOL 材料和类型。

2. 硅凝胶 IOL　与其他材料 IOL 相比，硅油更易黏附在硅凝胶 IOL 上。因此，若存在硅油植入的风险，应避免植入硅凝胶 IOL。

（三）可调节 IOL 相关并发症

如果植入 IOL 时囊袋太小或手术后囊袋严重收缩，有柔性铰链的拟调节 IOL 存在倾斜或者 Z 综合征的风险，前囊膜抛光和囊袋张力环的植入可以减少这一并发症的发生。Z 综合征是指拟调节 IOL 植入后由于前囊或者后囊增厚、纤维化，从而包裹或拖拽 IOL，使 IOL 发生垂直方向非对称的倾斜，这种不规则的囊膜收缩导致一个襻向前弯曲而另一个襻保持在正常偏后的位置上，呈现 Z 字形。使用 Nd：YAG 激光行前囊或后囊切开，可成功松解纤维化条索，使拟调节 IOL 立刻复位，视力得到恢复。

随着时间推移，囊袋逐渐发生收缩后，可调节 IOL 的调节功能也将不断减弱甚至消失。目前国内极少使用可调节 IOL。

（四）Toric IOL 相关并发症

1. IOL 偏位　Toric IOL 在植入术后早期即可发生旋转。尺寸较短的板式襻硅凝胶 Toric IOL 术后早期发生偏位的风险高，当改进设计，将尺寸较短的低度数 IOL 模型的襻延长后，很大程度上解决了这个问题，未报道迟发性板式襻 IOL 旋转。

一体式丙烯酸酯 IOL 由于其生物材料的黏附特性，可促进 IOL 与囊袋的黏附，在植入时的旋转稳定性好，IOL 偏位的发生率低。多中心随机单盲平行组设计的临床研究显示，伴有角膜散光的白内障患者植入丙烯酸酯Toric IOL 后，较对照组植入丙烯酸酯球面 IOL，视力更好，旋转稳定性更高，视远脱镜率更高。

2. 原因分析和处理　Toric IOL 偏位的常见原因包括手术时定位不当、高度近视，前囊膜抛光，OVD 残留和术后角膜散光变化等。PPP 推荐再次手术将 Toric IOL 调至相应轴位，通常可以解决这个问题。

综上所述，需密切关注 IOL 最常见的并发症：IOL 脱位或偏心、眩光幻影、度数不准确和 IOL 混浊，必要时行 IOL 取出或置换术。应根据情况个性化选择特殊类型的 IOL，避免并发症的发生。

【典型病例——术后 IOL 半脱位】

患者女，48 岁，因"双眼进行性下降 2 年余"来院就诊。患者否认全身病史，否认眼部手术、外伤史。门诊查体显示：裸眼视力右眼 0.1，左眼 0.06，矫正不提高。眼压：右眼 12.0mmHg，左眼 11.0mmHg。双眼角膜透明，前房（-），双眼晶状体核性混浊（右眼 N3，左眼 N4），视网膜平伏，呈豹纹状改变。A 超显示：眼轴右眼 25.28mm，左眼 26.12mm。

临床诊断：双眼并发性白内障，双眼高度近视。

手术：左眼白内障超声乳化摘除 +IOL 植入术，植入 RAYNER +12.50D IOL。手术顺利，无术中并发症。

术后 1 个月随访，视力：右眼 0.1，矫正不提高；左眼 0.3，矫正 -3.25DS/-1.25DC×45＝0.8。眼压右眼 9.1mmHg，左眼 12.8mmHg。左眼角膜透明，前房深浅正常，瞳孔圆，颞上方见 IOL 边缘，散瞳后见 IOL 向鼻下方脱位，后囊无混浊，视网膜平伏。第二天行 IOL 调位术，手术视频见视频 4，手术截图见图 7-2-1。

术后 1 周随访，视力：右眼 0.1，矫正不提高；左眼 0.3，矫正 -3.00DS/-1.25DC×45＝0.8。眼压右眼 10.1mmHg，左眼 11.9mmHg。左眼角膜透明，前房深浅正常，瞳孔圆，IOL 位正，后囊无混浊，视网膜平伏，呈豹纹状。

视频 4　IOL 调位

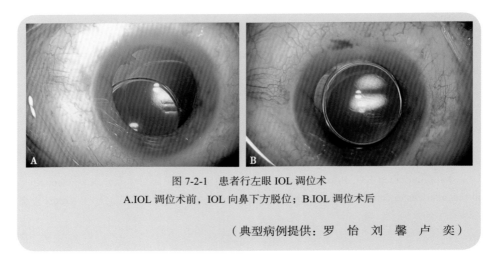

图 7-2-1　患者行左眼 IOL 调位术

A.IOL 调位术前，IOL 向鼻下方脱位；B.IOL 调位术后

（典型病例提供：罗　怡　刘　馨　卢　奕）

（罗　怡　刘　馨　卢　奕）

参考文献

1. Kamiya K, Hayashi K, Shimizu K, et al. Multifocal intraocular lens explantation: a case series of 50 eyes. Am J Ophthalmol, 2014, 158: 215-220.

2. Kim EJ, Sajjad A, Montes De Oca I, et al. Refractive outcomes after multifocal intraocular lens exchange. J Cataract Refract Surg, 2017, 43: 761-766.

3. Van Der Mooren M, Steinert R, Tyson F, et al. Explanted multifocal intraocular lenses. J Cataract Refract Surg, 2015, 41: 873-877.

4. Mamalis N, Brubaker J, Davis D, et al. Complications of foldable intraocular lenses requiring explantation or secondary intervention--2007 survey update. J Cataract Refract Surg, 2008, 34: 1584-1591.

5. Habot-Wilner Z, Sachs D, Cahane M, et al. Refractive results with secondary piggyback implantation to correct pseudophakic refractive errors. J Cataract Refract Surg, 2005, 31: 2101-2103.

6. Jin GJ, Crandall AS, Jones JJ. Intraocular lens exchange due to incorrect lens power. Ophthalmology, 2007, 114: 417-424.

7. Jin GJ, Merkley KH, Crandall AS, et al. Laser in situ keratomileusis versus lens-based surgery for correcting residual refractive error after cataract surgery. J Cataract Refract Surg, 2008, 34: 562-569.

8. Fernández-Buenaga R, Alió JL, Pérez Ardoy AL, et al. Resolving refractive error after cataract surgery: IOL exchange, piggyback lens, or LASIK. J Refract Surg, 2013, 29: 676-683.

9. Behndig A, Montan P, Stenevi U, et al. Aiming for emmetropia after cataract surgery:

Swedish National Cataract Register study. J Cataract Refract Surg, 2012, 38: 1181-1186.

10. Ayala MJ, Perez-Santonja JJ, Artola A, et al. Laser in situ keratomileusis to correct residual myopia after cataract surgery. J Refract Surg, 2001, 17: 12-16.

11. Alio JL, Abdelghany AA, Fernandez-Buenaga R. Management of residual refractive error after cataract surgery. Curr Opin Ophthalmol, 2014, 25: 291-297.

12. Abdelghany AA, Alio JL. Surgical options for correction of refractive error following cataract surgery. Eye Vis (Lond), 2014, 1: 2.

13. Sales CS, Manche EE. Managing residual refractive error after cataract surgery. J Cataract Refract Surg, 2015, 41: 1289-1299.

14. Gundersen KG, Potvin R, A review of results after implantation of a secondary intraocular lens to correct residual refractive error after cataract surgery. Clin Ophthalmol, 2017, 11: 1791-1796.

15. Gayton JL, Apple DJ, Peng Q, et al. Interlenticular opacification: clinicopathological correlation of a complication of posterior chamber piggyback intraocular lenses. J Cataract Refract Surg, 2000, 26: 330-336.

16. Eleftheriadis H, Marcantonio J, Duncan G, et al. Interlenticular opacification in piggyback AcrySof intraocular lenses: explantation technique and laboratory investigations. Br J Ophthalmol, 2001, 85: 830-836.

17. Zhu XF, Zou HD, Yu YF, et al. Comparison of blue light-filtering IOLs and UV light-filtering IOLs for cataract surgery: a meta-analysis. PLoS One, 2012, 7: e33013.

18. Cazal J, Lavin-Dapena C, Marin J, et al. Accommodative intraocular lens tilting. Am J Ophthalmol, 2005, 140: 341-344.

19. Yuen L, Trattler W, Boxer Wachler BS. Two cases of Z syndrome with the Crystalens after uneventful cataract surgery. J Cataract Refract Surg, 2008, 34: 1986-1989.

20. Kramer GD, Werner L, Neuhann T, et al. Anterior haptic flexing and in-the-bag subluxation of an accommodating intraocular lens due to excessive capsular bag contraction. J Cataract Refract Surg, 2015, 41: 2010-2013.

21. Jardim, D., B. Soloway, and C. Starr. Asymmetric vault of an accommodating intraocular lens. J Cataract Refract Surg, 2006, 32: 347-350.

22. Werner L, Wilbanks G, Nieuwendaal CP, et al. Localized opacification of hydrophilic acrylic intraocular lenses after procedures using intracameral injection of air or gas. J Cataract Refract Surg, 2015, 41: 199-207.

23. Neuhann IM, Neuhann TF, Rohrbach JM. Intraocular lens calcification after keratoplasty. Cornea, 2013, 32: 6-10.

24. Fellman MA, Werner L, Liu ET, et al. Calcification of a hydrophilic acrylic intraocular lens after Descemet-stripping endothelial keratoplasty: case report and laboratory analyses. J Cataract Refract Surg, 2013, 39: 799-803.

25. MacLean KD, Apel A, Wilson J, et al. Calcification of hydrophilic acrylic intraocular lenses associated with intracameral air injection following DMEK. J Cataract Refract Surg, 2015, 41: 1310-1314.

26. Mojzis P, Studeny P, Werner L, et al. Opacification of a hydrophilic acrylic intraocular lens with a hydrophobic surface after air injection in Descemet-stripping automated endothelial keratoplasty in a patient with Fuchs dystrophy. J Cataract Refract Surg, 2016, 42: 485-488.

27. Schrittenlocher S, Penier M, Schaub F, et al. Intraocular Lens Calcifications After (Triple-) Descemet Membrane Endothelial Keratoplasty. Am J Ophthalmol, 2017, 179: 129-136.

28. Holland E, Lane S, Horn JD, et al. The AcrySof Toric intraocular lens in subjects with cataracts and corneal astigmatism: a randomized, subject-masked, parallel-group, 1-year study. Ophthalmology, 2010, 117: 2104-2111.

第三节　眼内炎的预防

一、概　　述

PPP 强调，白内障手术眼内感染是一种白内障术后最严重并发症之一，会严重影响手术预后。因此如何预防感染至关重要。但是，白内障术后眼内炎的发生率低，白内障手术多样化，因此关于眼内炎相关临床对照研究很难实施。

PPP 指出，对于白内障术后眼内炎的发生临床医生需要特别注意以下两点：

1. 葡萄球菌（眼内炎最常见的病原菌）对广谱抗生素包括最新一代的氟喹诺酮类药物耐药性的增加　多项研究病原学检测结果均显示，越来越多导致急性眼内炎的革兰阳性球菌对第四代氟喹诺酮类药物耐药，导致了很多患者对加替沙星和莫西沙星耐药。这也导致了即使术前、术后预防性使用了第四代氟喹诺酮类药，术后仍然有急性眼内炎的发生。

2. 术后超过 1 周发生的急性眼内炎需引起重视　Altan T 等人在回顾性分析了 2000～2007 年发生急性眼内炎的病例，发现 25% 的患者在术后 1～6 周才被发现及诊断为急性眼内炎。因此不能忽视这部分患者的诊治，以免延误最佳治疗时机。

二、危　险　因　素

PPP 指出眼内炎的主要危险因素有以下几点：

1. 手术切口的不稳定和渗漏　PPP 着重提出了白内障手术后切口水密的重要

性。因为切口的渗漏和术后感染的发生密切相关，无论手术切口采用何种方式，都必须保证切口的水密性，维持术后正常的眼压（Ⅱ-，中等质量，强烈建议）。

PPP 特别强调只要切口制作良好，闭合无渗漏，透明角膜切口并不是眼内炎发生的危险因素。临床大样本病例分析研究发现，透明角膜切口和巩膜隧道切口的眼内炎发生率并无差异。但是不规整的透明角膜切口比角巩膜隧道切口更易发生术后切口、渗漏和微生物侵入眼内，导致眼内炎的发生。

2. IOL 的材料和设计　PPP 指出，目前尚无确凿证据表明 IOL 光学部材料与感染发生相关。少有研究指出聚丙烯襻可能与感染的发生有关，这是因为与其他材料相比，细菌更易在聚丙烯材料表面黏附。抗生素的使用能减少微生物在 IOL 表面的黏附。临床中还发现在 IOL 植入眼内之前，接触眼球表面的过程中有感染发生的概率。研究显示，当 IOL 通过预装式植入器植入眼内时，可避免 IOL 接触眼表，从而减少眼内污染的可能性。

3. 其他相关危险因素　其他眼内炎的危险因素还包括术中发生后囊膜破裂、玻璃体丢失、手术时间延长、患者免疫功能低下、活动性睑缘炎、泪道阻塞、手术切口偏下方、男性、高龄、既往眼内注射手术史、手术量较少的医生以及手术经验不足的医生。

在新版 PPP 中，着重增加了以下几项危险因素：

1. 眼内注射手术史　近几年多项研究发现，既往有眼内注药史的患者白内障手术中发生晶状体后囊破裂的概率显著增加，而术中后囊破裂是导致该部分患者白内障术后眼内炎的危险性增高的主要原因。

2. 手术量较少　2012 年一项大样本回顾性分析显示，白内障年手术量≤50 例的医生开展白内障手术发生眼内炎的概率是年平均手术量≥1000 例医生的 4 倍。

3. 经验相对不够丰富的医生　多项研究发现，手术年限较长、经验较丰富的医生实施白内障手术，发生急性眼内炎的概率更低。

三、预 防 措 施

PPP 指出，导致白内障术后感染的微生物主要来自患者眼表。通过减少眼表的微生物，减少术中和术后微生物进入眼内的机会，以及通过彻底消灭术中或术后可能到达眼部的微生物，均可减少眼内炎的发生。

新版 PPP 总结了目前常用的预防手段，包括术前滴用抗生素滴眼液，

5% 的聚维酮碘结膜囊消毒，使用手术薄膜将睫毛和睑缘完全包入，在灌注液内加入抗生素，手术结束时前房内注入抗生素，结膜下注射抗生素，以及术后使用抗生素滴眼液。

1. 结膜囊局部应用 5% 聚维酮碘消毒　PPP 特别强调了结膜囊内局部应用 5% 聚维酮碘可减少结膜囊细菌量和降低术后感染的发生率，但较低浓度的聚维酮碘效果较差。需要注意的是在滴入聚维酮碘之前应用利多卡因凝胶可能会降低它的杀菌作用。

根据中华医学会眼科学分会白内障和人工晶状体学组《关于白内障围手术期预防感染措施规范化的专家建议（2013 年）》，目前国内绝大部分专家都使用聚维酮碘等碘制剂进行结膜囊消毒，并建议选择黏膜专用浓度的碘消毒剂。

2. 术前局部预防性使用抗生素滴眼液　PPP 认为，术前局部使用抗生素对于减少术后眼内炎的发生并不占主导作用。有研究表明，术前 1 天或 3 天局部使用抗生素滴眼液均可有效减少眼表微生物，但术前使用聚维酮碘对结膜囊消毒也可达到同样的效果。

结合我国国情，大部分患者来自农村，卫生条件较差，根据《关于白内障围手术期预防感染措施规范化的专家建议（2013 年）》，目前在国内仍将局部应用抗生素作为预防眼内炎的重要措施，主要选用包括氟喹诺酮类和氨基糖苷类等的广谱抗菌滴眼液。大部分专家建议常规术前连续使用 1～3 天，每天 4 次；若仅使用 1 天，则采用频繁点眼每天 6～8 次。

3. 全身使用抗生素　PPP 认为，常规白内障手术的患者很少需要全身应用抗生素。但有研究显示口服氟喹诺酮抗生素可充分穿透血 - 眼屏障，在眼内达到最低抑菌浓度。因此对于一些存在高危因素的患者，口服抗生素仍是有益的。

《关于白内障围手术期预防感染措施规范化的专家建议（2013 年）》与 PPP 主要精神相一致，目前国内多数专家建议普通白内障术前可以不使用全身的抗生素。但是在高龄、糖尿病、外伤、独眼等特殊病例可酌情使用全身抗生素作为预防措施。

4. 术后前房注入抗生素　PPP 特别指出，越来越多的证据支持在手术结束时前房内应用抗生素来减少眼内炎的发生。2014 年对美国白内障和屈光手术学会（ASCRS）会员的调查发现采用术后前房注入抗生素的医生比例较 2007 年显著增加（50% vs 30%），且有 83% 的医生表示如有抗生素溶液成品可以直接用于前房，会选择该方法。

研究显示手术结束时前房内注入头孢呋辛、头孢唑啉，以及莫西沙星（Ⅰ-，高质量，强烈建议）可以有效降低术后发生眼内炎的危险性。研究显示单次前房内注入万古霉素 1mg 后，对于大多数革兰阳性细菌获得持续 24 小时的高于最小抑菌浓度的药物水平。但是由于发现前房使用万古霉素会引起出血性闭塞性视网膜血管炎的发生，故不推荐使用。

PPP 特别指出，需要注意的是前房内应用非成品抗生素溶液有潜在错误稀释的隐患，也可能导致视网膜毒性作用。

在我国由于缺乏商品化制剂，目前仅少数眼科机构开展前房注射抗生素。但《我国白内障摘除手术后感染性眼内炎防治专家共识（2017 年）》指出，鉴于前房注射 10g/L 头孢呋辛 0.1ml 可有效预防白内障摘除手术后发生眼内炎，可考虑在我国逐步推进此项措施。目前术毕前房注射药物首选 10g/L 头孢呋辛（0.1ml），其配制方法：注射用头孢呋辛钠粉剂（750mg），加入生理盐水 7.5ml，充分溶解，安瓿瓶内留取 1ml 浓度为 0.1g 的头孢呋辛钠药液 + 9ml 生理盐水，瓶内为浓度 0.01g 的头孢呋辛钠溶液，摇匀备用。4 小时候后必须丢弃。

5. 灌注液内加入抗生素　PPP 认为，与前房内直接注入抗生素相比，并无相应的研究支持灌注液内加入抗生素的抑菌作用，尽管临床还经常采用此预防方法。与前房内注药相比，灌注液加入抗生素无法获得预期的抗生素浓度和持续时间。新版 PPP 特别指出并不推荐该种方法（Ⅲ-，中等质量，强烈推荐）。

限于我国对万古霉素临床使用的严格控制和对庆大霉素眼内应用的禁止，根据《关于白内障围手术期预防感染措施规范化的专家建议（2013 年）》，在实际临床应用中，不推荐万古霉素在普通白内障患者中使用，但对于高危、高龄、糖尿病和独眼等一些特殊情况可采取在灌注液内加入抗生素的措施。

6. 结膜下注射抗生素　PPP 认为，虽然有回顾性研究显示术毕结膜下注射抗生素可获得良好的前房药物浓度，有利于降低眼内炎的发生率，但玻璃体穿透性差，无法在玻璃体腔内获得有效的抑菌药物浓度。同时考虑到结膜下注射抗生素存在一些并发症，包括疼痛，巩膜穿孔，结膜下出血，更严重者可能导致视网膜黄斑部梗死。

根据《关于白内障围手术期预防感染措施规范化的专家建议（2013 年）》，国内大部分专家不推荐采取结膜下注射抗生素的方法，可以采用术毕抗生素眼膏涂眼的方法替代。

7. 局部使用抗生素滴眼液　局部使用抗生素滴眼液对于眼内炎的预防有效。但新版 PPP 指出，有研究显示局部抗生素滴眼液的使用可能会增加抗生素耐药。来自 2014 年美国白内障和屈光手术学会（ASCRS）会员的调查发现，问卷应答者中 85% 在术前、97% 在术后局部使用抗生素滴眼液。同时有研究显示，在术后应立即开始使用抗生素，而不是等到手术次日再开始使用。

新版 PPP 对抗生素种类的选择进行了更详细的阐述。第四代氟奎诺酮类药物具有抗菌谱广、杀菌活性以及眼内渗透性好等优点，它们是 ASCRS 调查中使用最多的预防性滴眼液。当然目前并没有强有力的证据显示选用这些比较昂贵的抗生素滴眼液较使用更便宜的抗生素滴眼液或者前房注射抗生素，对于术后眼内炎的发生有显著性差异。

根据《关于白内障围手术期预防感染措施规范化的专家建议（2013年）》，白内障术后抗生素眼药水首选氟喹诺酮类。在使用时间上，推荐使用 1 ~ 2 周。

另外，尽管 PPP 并未提出术前是否需要剪除睫毛，但是我国部分专家认为目前国内中西部地区或贫困山区和农村患者个人卫生状况较差的情况下，剪除睫毛有助于对感染最危险因素睑缘菌群的杀死，因此在基层开展白内障手术时建议剪睫毛。

综上所述，PPP 认为引起眼内炎的主要危险因素包括：高龄、渗漏的伤口、医源性眼前后节之间的交通（如晶状体后囊膜或悬韧带撕裂）。使用预装式 IOL 植入装置亦可以降低眼内炎的发生。在预防措施方面，新版 PPP 较 2011 版 PPP 并无较大改动：①进一步强调了术前使用 5% 聚维酮碘对结膜囊进行消毒的有效性；②手术结束时前房内注入抗生素是预防眼内炎非常有效的方法；③建议手术当天就开始局部使用抗生素，而不是术后第 1 天再使用；④不建议结膜下注射抗生素预防术后感染；⑤确定在围手术期应用任何其他预防性抗生素的策略由眼科医生来决定。

【典型病例】

患者男，83 岁，因"左眼反复红 2 年，视力下降、胀痛半月"来院就诊。患者 2 年前左眼无明显诱因下出现眼红、不适，外院就诊后予局部抗生素、激素治疗后症状缓解。此后左眼红、不适症状反复发作。发病期间否认感冒发热史。追问病史，患者 3 年前外院行左眼 Phaco+IOL 植入术。患者一般全身情况可，高血压 5 年，药物控制可。有头孢类抗生素。门诊查体示：视力光感，矫正不提高，角膜轻度水肿，前房中深，Tyn（+++），上方虹膜前表面见疑似渗出物，IOP 32.6mmHg，IOL 在位，眼底窥不清。眼前节照片如图 7-3-1 所示。B 超所示：左眼玻璃体前中段中 + 量细点状回声。左眼视盘前短带状回声。超声诊断：左眼内异常回声，玻璃体混浊可能。视盘前机化可能。门诊拟"左眼葡萄膜炎？左眼眼内炎？"收治入院。入院后于局麻下行左眼房水病原学涂片 + 培养 + 药敏检查，以去甲万古霉素溶液（10ug/ml）前房冲洗以及去甲万古霉素溶液（0.8mg/0.1ml）玻璃体腔注药。术后予以局部抗生素、激素眼药水，并口服抗生素治疗。术后第 1 天：视力：左眼 数指 /40cm IOP 12mmHg，术后 2 周：视力左眼 0.3，IOP：7.9 mmHg。查体角膜透明，前房反应及渗出已显著减轻。房水检查结果示：耳葡萄球菌，对左氧氟沙星及万古霉素敏感。因此明确诊断：左眼白内障术后迟发性眼内炎。但患者于术后 3 月，患者停药 1 月后，左眼红痛等症状再次复发，并视力再次下降。因此将患者再次收住入院，并于局麻下行左眼全段玻璃体切除＋眼内灌洗＋玻璃体腔注药。术后予以局部及全身抗感染、抗炎治疗。术后 1 个月患者裸眼视力恢复至 0.6，IOP 12.0mmHg。眼前节照片如图 7-3-2 所示。出院后随访患者眼部情况稳定，至今无复发。

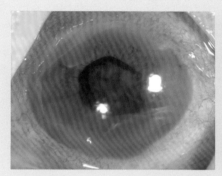 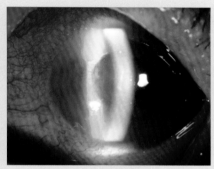

图 7-3-1　患者入院时眼前节照片

角膜轻度水肿，前房中深，Tyn（+++），上方虹膜前表面见疑似渗出物，IOL 在位

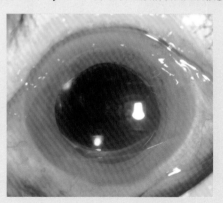

图 7-3-2　患者术后一个月眼前节照片

（典型病例提供：卢　奕　杨　晋）

（杨　晋　蔡　蕾　卢　奕）

参考文献

1. Deramo VA, Lai JC, Winokur J, et al. Visual outcome and bacterial sensitivity after methicillin-resistant Staphylococcus aureus-associated acute endophthalmitis. Am J Ophthalmol, 2008, 145: 413-417.

2. Altan T, Acar N, Kapran Z, et al. Acute-onset endophthalmitis after cataract surgery: success of initial therapy, visual outcomes, and related factors. Retina, 2009, 29: 606-612.

3. West ES, Behrens A, McDonnell PJ, et al. The incidence of endophthalmitis after cataract surgery among the U.S. Medicare population increased between 1994 and 2001. Ophthalmology, 2005, 112: 1388-1394.

4. Thoms SS, Musch DC, Soong HK. Postoperative endophthalmitis associated with sutured versus unsutured clear corneal cataract incisions. Br J Ophthalmol, 2007, 91: 728-730.

5. Keay L, Gower EW, Cassard SD, et al. Postcataract surgery endophthalmitis in the United States: analysis of the complete 2003 to 2004 Medicare database of cataract surgeries. Ophthalmology, 2012, 119: 914-922.

6. Cooper BA, Holekamp NM, Bohigian G, et al. Case-control study of endophthalmitis after cataract surgery comparing scleral tunnel and clear corneal wounds. Am J Ophthalmol, 2003, 136: 300-305.

7. Sarayba MA, Taban M, Ignacio TS, et al. Inflow of ocular surface fluid through clear corneal cataract incisions: a laboratory model. Am J Ophthalmol, 2004, 138: 206-210.

8. Taban M, Sarayba MA, Ignacio TS, et al. Ingress of India ink into the anterior chamber through sutureless clear corneal cataract wounds. Arch Ophthalmol, 2005, 123: 643-638.

9. Mollan SP, Gao A, Lockwood A, et al. Postcataract endophthalmitis: incidence and microbial isolates in a United Kingdom region from 1996 through 2004. J Cataract Refract Surg, 2007, 33: 265-268. 335.

10. Oshika T, Hatano H, Kuwayama Y, et al. Incidence of endophthalmitis after cataract surgery in Japan. Acta Ophthalmol Scand, 2007, 85: 848-851.

11. Wong TY, Chee SP. The epidemiology of acute endophthalmitis after cataract surgery in an Asian population. Ophthalmology, 2004, 111: 699-705.

12. Hatch WV, Cernat G, Wong D, et al. Risk factors for acute endophthalmitis after cataract surgery: a population-based study. Ophthalmology 2009; 116: 425-430.

13. Clark A, Morlet N, Ng JQ, et al. Long-term trends and outcomes of anterior vitrectomy in Western Australia. Acta Ophthalmol, 2015, 93: 27-32.

14. Jabbarvand M, Hashemian H, Khodaparast M, et al. Endophthalmitis occurring after cataract surgery: outcomes of more than 480 000 cataract surgeries, epidemiologic features, and risk factors. Ophthalmology, 2016, 123: 295-301.

15. Herrinton LJ, Shorstein NH, Paschal JF, et al. Comparative effectiveness of antibiotic prophylaxis in cataract surgery. Ophthalmology, 2016, 123: 287-294.

16. ESCRS Endophthalmitis Study Group. Prophylaxis of postoperative endophthalmitis following cataract surgery: results of the ESCRS multicenter study and identification of risk factors. J Cataract Refract Surg, 2007, 33: 978-988.

17. Patwardhan A, Rao GP, Saha K, et al. Incidence and outcomes evaluation of endophthalmitis management after phacoemulsification and 3-piece silicone intraocular lens implantation over 6 years in a single eye unit. J Cataract Refract Surg, 2006, 32: 1018-1021.

18. Leslie T, Aitken DA, Barrie T, et al. Residual debris as a potential cause of postphacoemulsification endophthalmitis. Eye, 2003, 17: 506-512.

19. Lalitha P, Das M, Purva PS, et al. Postoperative endophthalmitis due to Burkholderia cepacia complex from contaminated anaesthetic eye drops. Br J Ophthalmol 2014, 98: 1498-1502. 364.

20. Akçakaya AA, Sargin F, Erbil HH, et al. A cluster of acute-onset postoperative endophthalmitis over a 1-month period: investigation of an outbreak caused by uncommon species. Br J Ophthalmol, 2011, 95: 481-484.

21. Li B, Nentwich MM, Hoffmann LE, et al. Comparison of the efficacy of povidone-iodine 1.0%, 5.0%, and 10.0% irrigation combined with topical levofloxacin 0.3% as preoperative prophylaxis in cataract surgery. J Cataract Refract Surg, 2013, 39: 994-1001.

22. Moss JM, Sanislo SR, Ta CN. A prospective randomized evaluation of topical gatifloxacin on conjunctival flora in patients undergoing intravitreal injections. Ophthalmology, 2009, 116: 1498-1501.

23. Ng JQ, Morlet N, Pearman JW, et al. Management and outcomes of postoperative endophthalmitis since the Endophthalmitis Vitrectomy Study: the Endophthalmitis Population Study of Western Australia (EPSWA)'s fifth report. Ophthalmology, 2005, 112: 1199-1206.

24. Beselga D, Campos A, Castro M, et al. Postcataract surgery endophthalmitis after introduction of the ESCRS protocol: a 5-year study. Eur J Ophthalmol, 2014, 24: 516-519.

25. Haripriya A, Chang DF, Namburar S, et al. Efficacy of intracameral moxifloxacin endophthalmitis prophylaxis at Aravind Eye Hospital. Ophthalmology, 2016; 123: 302-308.

26. 中华医学会眼科学分会白内障和人工晶状体学组. 关于白内障围手术期预防感染措施规范化的专家建议（2013 年）. 中华眼科杂志，2013, 49 (1): 76-78.

27. 中华医学会眼科学分会白内障和人工晶状体学组. 我国白内障摘除手术后感染性眼内炎防治专家共识（2017 年）. 中华眼科杂志，2017, 53 (11): 810-813.

第四节　眼前节毒性反应综合征

一、概　　述

眼前节毒性反应综合征（toxic anterior segment syndrome，TASS）是一种无菌性炎性反应，一般发生于术后 12～48 小时，可以与感染性眼内炎的表现相似，但治疗完全不同，因此鉴别诊断非常重要。

二、临 床 表 现

TASS 常见主诉是术后视力下降、视物模糊、眼疼、眼红等，典型病例表现为白内障术后 12～24 小时内出现角膜弥漫性水肿、睫状充血、前房大量细胞和闪辉、纤维素性渗出，严重者前房积脓。后期并发症包括瞳孔松弛、继发性青光眼、角膜失代偿。TASS 对抗炎药物有很好的反应性，但也可能造成一些永久的眼内损伤。

PPP 特别强调，如怀疑有感染迹象，应做前房水和玻璃体培养，找到病原，同时进行抗感染治疗。新版 PPP 着重强调了蜡样芽孢杆菌引起的感染非常相似于早期的 TASS 症状，早期对激素反应效果好，但症状有反复并加重。典型的 TASS 的发病时间早于蜡样芽孢杆菌感染引起的眼内炎。

三、病 　 因

TASS 是由于进入前房的非感染性因素导致的术后无菌性炎症。从理论上说，任何进入眼前房的毒性物质都有可能导致 TASS 的发生。TASS 的病因往往具有多重性，但是常常很难证实其病因。

PPP 总结了可能的原因有：市政供水中来源的热稳定革兰阴性内毒素、清洁器械时应用的化学洗净剂和酶、从透明角膜切口渗入的眼膏、残留的变质眼用黏弹剂、非生理性 pH 和渗透压，以及 IOL 抛光用复合物。前房内应用的抗生素浓度稀释错误而导致使用很高浓度的抗生素也被认定为 TASS 的一种原因。新版 PPP 还增加了其他可能导致 TASS 的因素：IOL 制作过程中的金属铝污染，环氧乙烷消毒的玻切套包，玻璃体腔注入污染硅油，术中使用的林格液被污染。其中最常见的因素是眼科手术器械的清洁和消毒不恰当：不恰当地冲洗超声乳化和灌注抽吸手柄，以及清洗和消毒器械时不恰当地应用酶清洁剂、去污剂和超声清洁浴液。

PPP 分析了相关研究报道，认为 TASS 大部分病例是散发和原因不明的，但总体来说预后相对较好。

【典型病例】

患者男，63岁，因右"眼视力进行性下降2年余"来院就诊，无眼红、眼痛，无视物变形，否认外伤史、手术史。门诊诊断为右眼老年性白内障，遂门诊予以右眼白内障超声乳化吸除＋人工晶状体植入术。术后第二天患者即出现右眼红，视物模糊，无明显眼痛。查体：右眼结膜充血，角膜弥漫性水肿，前房炎症反应明显，且较多纤维素样渗出，人工晶状体在位。眼底窥不清。B超检查示玻璃体腔少量絮状浑浊。眼压：32mmHg，视力：眼前手动，矫正不提高。根据患者眼部表现，考虑右眼前节毒性反应综合征可能，右眼内炎不能排除。遂立即取前房水即玻璃体液涂片及培养，并嘱局部抗生素眼药水、糖皮质激素眼药水、非甾体类抗炎眼药水频点，局部使用降眼压眼药水以及短效散瞳眼药水，密切关注眼部情况。前房水及玻璃体液涂片及培养结果均为阴性，用药后患者炎症反应控制并逐渐减轻，因此考虑为前节毒性反应综合征，遂继续抗炎、散瞳及降眼压治疗。术后2周患者眼部炎症情况明显减轻，眼压恢复正常。术后4周炎症反应消失，角膜透明，眼压正常。局部眼药水逐步减量维持治疗至术后8周停药。患者裸眼视力：0.6，矫正不提高。眼压：17mmHg。术后3个月、6个月复查均无异常。

（典型病例提供：杨　晋）

（杨　晋　蔡　蕾　卢　奕）

参考文献

1. Mamalis N, Edelhauser HF, Dawson DG, et al. Toxic anterior segment syndrome. J Cataract Refract Surg, 2006, 32: 324-333.

2. Suzuki T, Ohashi Y, Oshika T, et al. Outbreak of late-onset toxic anterior segment syndrome after implantation of one-piece intraocular lenses. Am J Ophthalmol, 2015, 159: 934-939.

3. Miyake G, Ota I, Miyake K, et al. Late-onset toxic anterior segment syndrome. J Cataract Refract Surg, 2015, 41: 666-669.

4. Tamashiro NS, Souza RQ, Goncalves CR, et al. Cytotoxicity of cannulas for ophthalmic surgery after cleaning and sterilization: evaluation of the use of enzymatic detergent to remove residual ophthalmic viscosurgical device material. J Cataract Refract Surg, 2013, 39: 937-941.

5. Sengupta S, Chang DF, Gandhi R, et al. Incidence and long-term outcomes of toxic anterior segment syndrome at Aravind Eye Hospital. J Cataract Refract Surg, 2011, 37: 1673-1678.

6. Rishi E, Rishi P, Sengupta S, et al. Acute postoperative Bacillus cereus endophthalmitis mimicking toxic anterior segment syndrome. Ophthalmology, 2013, 120: 181-185.

第五节　晶状体后囊膜混浊（后发障）

一、概　　述

晶状体后囊膜混浊（posterior capsular opacification，PCO）是白内障术后，尤其是囊外摘除术后，能够引起视功能逐渐下降的常见远期并发症之一。一项对照研究显示，白内障囊外摘除术后 1 年 PCO 的发病率显著高于超声乳化手术。发生 PCO 的最常见原因是白内障术后残留于囊袋内的晶状体上皮细胞的增生。

二、PCO 的流行病学

PCO 发生的时间点差异很大。白内障术后需行 Nd：YAG 激光囊膜切开术的患者占比也有很大差异。研究显示术后 3 年因 PCO 导致视力下降需行 Nd：YAG 激光治疗的概率为 3% ~ 53%。年轻白内障患者术后发生 PCO 的概率显著高。

三、PCO 的预防措施

1. IOL 的方直角边缘设计　PPP 指出，光学部边缘为方直角边设计的 IOL 术后发生 PCO 的概率较低，相应需行 Nd：YAG 激光囊膜切开术的概率也显著降低。但也有研究认为边缘为方直角边设计的人工晶状体可能会导致眩光等现象的产生。

2. IOL 的材质　PPP 认为，水凝胶的 IOL 发生 PCO 的概率高于硅凝胶 IOL。

Meta 分析显示，术后 1 ~ 2 年亲水性 IOL 的 PCO 发生率较高，行 Nd：YAG 后囊切开术的概率也显著增加。但也有长期研究结果提示，相较于钝边设计的 PMMA 材质 IOL，疏水性的 IOL 只是推迟了 PCO 的发生时间，并没有降低术后远期 PCO 的发生率。

3. 前囊膜边缘对 IOL 光学部的完全覆盖　PPP 认为，前囊膜边缘完全覆盖 IOL 的光学部时，PCO 的发生率降低，尤其是三体式 IOL。

4. 前囊膜抛光　PPP 指出，硅凝胶比丙烯酸材料的 IOL 更易发生前囊膜的纤维化和收缩，前囊膜的抛光可以减少这种术后的现象。但前囊膜的抛光对减少 PCO 发生的尚无明确定论，不同研究之间结果差异较大。

5. 抗炎类药物的使用　PPP 认为延长滴用糖皮质激素或滴用非甾体类药物的时间并未显著降低 PCO 的发生率。

四、PCO 的治疗

PPP 认为，目前 PCO 主要的治疗方式是 Nd：YAG 激光晶状体后囊膜切开。

1. Nd：YAG 激光晶状体后囊膜切开术的适应证　Nd：YAG 激光晶状体后囊膜切开术是保持视路透明、恢复视功能和提高术后对比敏感度的有效治疗方法。PPP 认为，治疗的指征是 PCO 的程度与视力下降相符，且不能满足患者的功能需要的水平，或者严重干扰眼底观察。决定是否要进行后囊膜切开术应考虑激光治疗的益处和风险（Ⅲ，高质量，强烈建议）。

PPP 特别指出，在植入多焦点 IOL 的患者中选择行后囊膜切开术的时间较常规 IOL 早一些。多焦 IOL 主要是在低对比度和眩光的情况下早期 PCO 会对视力影响更大。但也不提倡预防性应用 Nd：YAG 激光晶状体后囊膜切开术（特别是在囊膜仍然保持清亮时）。双眼均有指征时，可同时对双眼行 Nd：YAG 激光晶状体后囊膜切开治疗。

新版 PPP 强调，在行 Nd：YAG 激光前应确保眼内无炎症反应、IOL 位置的稳定及悬韧带无明显异常（Ⅲ，高质量，强烈建议）。

新版 PPP 还指出，Nd：YAG 激光晶状体后囊膜切开术的适应证还包括囊袋阻滞综合征，其临床特点是 IOL 光学部和后囊之间有乳化的液体残留，从而导致近视漂移。

2. Nd：YAG 激光晶状体后囊膜切开术的并发症　PPP 总结了主要并发症包括眼压升高、视网膜脱离、IOL 的损伤和 IOL 移位。部分 IOL 损伤和移位需要进行 IOL 置换。

PPP 特别指出，如无眼压升高的危险因素，不推荐预防性使用降眼压药物。但对高危患者，应术后早期密切观察眼压。PPP 强烈推荐，对合并青光眼的患者，预防性使用降压药物有利于降低激光术后眼压升高的危险性（Ⅲ，高质量，强烈建议）。新版 PPP 特别指出，是否需要使用局部的糖皮质激素、非甾体类抗炎药，或睫状肌麻痹剂取决于患者有无高危因素以及医生的主观选择。

PPP 认为，轴性高度近视的患者 Nd：YAG 激光后囊膜切开术后视网膜脱离的危险性显著增加。原先存在玻璃体视网膜疾病、男性、年轻人、玻璃体脱入前房内以及激光后后囊膜口自发性扩大等因素均增加激光术后视网膜脱离的危险。但也有研究显示只要白内障术中后囊膜保持完整，术后施行 Nd：YAG 激光晶状体后囊膜切开术并不会增加视网膜脱离的危险。

由于视网膜裂孔或脱离可能发生在 Nd：YAG 激光晶状体后囊膜切开后数周或数年，很难在缺少主观症状的情况下通过常规散瞳眼底检查发现视网膜裂孔。因此 PPP 强调了对于高危患者除积极进行术后随访外，教育患者如何识别视网膜裂孔或脱离发生的症状，更有助于早期诊断和预防。

新版 PPP 又指出 Nd：YAG 激光后囊膜切开术还存在以下并发症：黄斑囊样水肿、角膜损伤、虹膜炎、玻璃体炎症。个别病例报道 Nd：YAG 激光术后还会发生黄斑裂孔和迟发性眼内炎。

综上所述，PPP 认为 Nd：YAG 激光后囊膜切开是 PCO 治疗的首选，能够安全有效地提高视力。主要的并发症为 IOL 后表面的凹痕及眼压升高，少数发生黄斑水肿及视网膜脱离。PPP 强调了医生需在术前仔细评估有无相关危险因素，并采取相应预防措施。

【典型病例】

患者男，55 岁。因右眼视力进行性下降半年余来院就诊，无眼红、眼痛。患者 3 年前曾行右眼超声乳化吸除＋人工晶状体植入术。否认外伤史。门诊查体示：右眼裸眼视力：0.3，矫正不提高。角膜透明，前房中深，瞳孔圆，对光反应可，IOL 在位，后囊膜浑浊。眼底窥不清。门诊诊断为：右眼后发性白内障。遂予以右眼 Nd：YAG 激光晶状体后囊膜切开术。术后复查右眼裸眼视力：0.9。

（典型病例提供：杨　晋）

（杨　晋　蔡　蕾　卢　奕）

参考文献

1. Minassian DC, Rosen P, Dart JK, et al. Extracapsular cataract extraction compared with small incision surgery by phacoemulsification: a randomised trial. Br J Ophthalmol, 2001, 85: 822-829.

2. Baratz KH, Cook BE, Hodge DO. Probability of Nd: YAG laser capsulotomy after cataract surgery in Olmsted County, Minnesota. Am J Ophthalmol, 2001, 131: 161-166.

3. Kucuksumer Y, Bayraktar S, Sahin S, Yilmaz OF. Posterior capsule opacification 3 years after implantation of an Acry@Sof and a MemoryLens in fellow eyes. J Cataract Refract Surg 2000, 26: 1176-1182.

4. Vasavada AR, Raj SM, Shah A, et al. Comparison of posterior capsule opacification with hydrophobic acrylic and hydrophilic acrylic intraocular lenses. J Cataract Refract Surg, 2011, 37: 1050-1059.

5. Iwase T, Nishi Y, Oveson BC, Jo YJ. Hydrophobic versus double-square-edged hydrophilic foldable acrylic intraocular lens: effect on posterior capsule opacification. J Cataract Refract Surg, 2011, 37: 1060-1068.

6. Lundqvist B, Monestam E. Ten-year longitudinal visual function and Nd: YAG laser capsulotomy rates in patients less than 65 years at cataract surgery. Am J Ophthalmol, 2010, 149: 238-244.

7. Rønbeck M, Kugelberg M. Posterior capsule opacification with 3 intraocular lenses: 12-year prospective study. J Cataract Refract Surg, 2014, 40: 70-76.

8. Praveen MR, Shah GD, Vasavada AR, et al. The effect of single-piece hydrophobic acrylic intraocular lenses on the development of posterior capsule opacification. Am J Ophthalmol, 2015, 160: 470-478.

9. Baile R, Sahasrabuddhe M, Nadkarni S, et al. Effect of anterior capsular polishing on the rate of posterior capsule opacification: A retrospective analytical study. Saudi J Ophthalmol, 2012, 26: 101-104.

10. Kahraman G, Amon M, Ferdinaro C, et al. Intraindividual comparative analysis of capsule opacification after implantation of 2 single-piece hydrophobic acrylic intraocular lenses models: Three-year follow-up. J Cataract Refract Surg, 2015, 41: 990-996.

11. Tuft SJ, Minassian D, Sullivan P. Risk factors for retinal detachment after cataract surgery: a case-control study. Ophthalmology, 2006, 113: 650-656.

第八章　复杂白内障手术

第一节　合并晶状体不全脱位的白内障手术进展

晶状体不全脱位是晶状体悬韧带发育异常或部分松弛或离断，使悬韧带对晶状体的悬挂力减弱，导致晶状体的解剖位置异常。可发生于先天性或发育异常因素，也可见于外伤或医源性损伤等。晶状体不全脱位的治疗极具挑战性，手术难度大，术中、术后并发症较多。

新版 PPP 指南指出，当晶状体悬韧带薄弱时，囊袋张力环是有用的辅助器械，可以减少术中进一步发生悬韧带离断和囊袋并发症的可能性，有助于保持 IOL 正位。在悬韧带病变更为严重的病例中，应当考虑采用其他选择，包括改良囊袋张力环或囊袋张力带行巩膜缝线固定。

既往对于合并较为严重的晶状体不全脱位的白内障，晶状体切除或白内障囊内摘除联合玻璃体前段切除术是常规首选方法，采用经巩膜缝线后房固定、虹膜夹或虹膜缝线固定，虽然术后疗效较好，但并发症尤其是玻璃体视网膜并发症较多。

为了减少玻璃体视网膜并发症，最大限度地保留和重塑晶状体囊袋悬韧带隔已成为晶状体不全脱位手术，尤其是轻中度晶状体不全脱位的重要选择。近年来随着囊袋辅助装置如囊袋拉钩、囊袋张力环、囊袋张力带、囊袋锚及飞秒激光辅助超声乳化白内障手术联合应用，晶状体不全脱位的手术治疗更加安全和可控，术中术后玻璃体视网膜的并发症逐渐减少，患者术后视功能恢复良好。

一、囊袋辅助装置

新型囊袋辅助装置包括虹膜拉钩（ iris retractor）（图 8-1-1A）、囊袋拉钩（capsular retractor）（图 8-1-1B）、囊 袋 张 力 环（capsular tension ring，CTR）、改良囊袋张力环（modified capsular tension ring，MCTR）、囊袋张力带（capsular tension segment，CTS）和囊袋锚（capsular anchor）等。囊袋辅助装置在术中可以稳定囊袋，减少悬韧带的进一步损伤。

（一）虹膜拉钩和囊袋拉钩

超声乳化白内障吸除术中使用虹膜拉钩在切口对侧勾住晶状体囊袋，减少术中操作对悬韧带和前囊膜的损伤，在悬韧带支持力不足的情况下可以增加白内障超声乳化术的安全性。拉钩能维持囊袋的居中位置，使晶状体吸除和 IOL 植入更加方便。拉钩牵引力过大时可能会撕裂对侧悬韧带，同时其弧度大，应避免撕裂囊膜。而囊袋拉钩或 MST（MicroSurgical Technology）（图 8-1-1C）囊袋拉钩的拉钩臂更长且末端膨大钝圆，不易损伤撕囊口，对于大范围晶状体脱位者更合适。

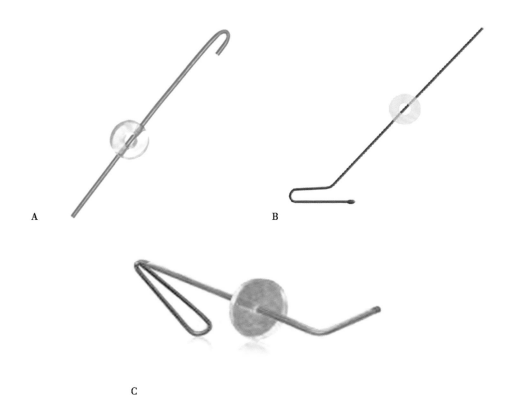

图 8-1-1 新型囊袋辅助装置
A. 虹膜拉钩；B. 囊袋拉钩；C. MST 囊袋拉钩

（二）CTR

标准 CTR（图 8-1-2A）为 PMMA 材料的开放环，圆形横截面，环的两端各有一眼孔；MCTR 为标准 CTR 上加 1 个或 2 个 PMMA 的巩膜固定钩，钩从环中央向前伸出形成第二平面并转向周边，环的末端预置一孔眼可绕过囊袋边缘行巩膜固定，不破坏囊袋完整性。

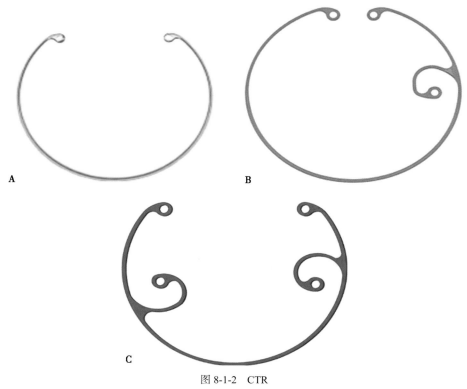

图 8-1-2 CTR
A. 标准 CTR；B. 改良单钩 CTR；C. 改良双钩 CTR

（三）CTS

CTS（图 8-1-3）是由 PMMA 材料制成的 120° 开 环、可由柄上的孔眼过缝线固定于巩膜的囊袋张力装置，其对晶状体囊袋赤道部的张力比 CTR小。CTS 可为术中明显脆弱的晶状体悬韧带提供囊袋支持。

（四）囊袋锚

囊袋锚由 PMMA 材料制成，包括 2 个特有的中心杆和位于前囊后的 2个侧臂，可锚定囊膜固定到巩膜壁上，在悬韧带松弛或离断处可起代替作用以稳定囊袋。

　　PPP 指南指出，当晶状体悬韧带薄弱时，CTR 是一种有用的辅助器械，其所指的 CTR 是标准 CTR，临床上有预装式植入器植入和手动植入两种。适应证为静止性悬韧带病变（如外伤性晶状体脱位等），虹膜晶状体震颤，晶状体不全脱位＜90°或 120°。标准 CTR 规格应根据患者年龄、眼轴、角膜直径或囊袋大小等加以选择。

　　指南同时指出，在悬韧带病变更为严重的病例中，应当考虑采用改良 CTR，或 CTS 行巩膜缝线固定。适应证为进展性悬韧带病变（如马方综合征等），晶状体不全脱位 90°或 120°

图 8-1-3　CTS

以上患者。MCTR 可以根据悬韧带受损情况采用单钩或双钩固定。也可采用囊袋辅助装置的联合使用即先行囊袋锚或 CTS 通过缝线固定于巩膜来稳定囊袋，再在囊袋内植入标准 CTR。此方法操作上有一定优势，但费用较高，且国内目前 CTS 或囊袋锚尚未获批准使用。

　　CTR 或 MCTR 植入后优点是对于局限性悬韧带松弛患者，可帮助重新分配机械压力，如刻槽时把压力分布到悬韧带较强的区域，使超声乳化手术安全性得以增加；对于悬韧带广泛松弛患者，可维持囊袋的轮廓，产生向外周扩张的张力，并对抗囊袋收缩产生的向心性牵引力，有助于术后保持 IOL 位置长期稳定，同时也有一定的后囊膜混浊预防作用。

　　需要指出的是囊袋辅助装置使用需保证撕囊口的连续性，完整的大小，合适的环形撕囊是完成晶状体吸除、CTR 或 MCTR 联合 IOL 囊袋内植入术的关键。任何导致囊袋口撕裂、囊袋过度损伤的因素都可能造成手术失败或术后 IOL 和 CTR 脱位。对于晶状体脱位侧向移位不太严重病例，飞秒激光辅助的前囊切开也许比较理想，飞秒激光前囊切开利用微等离子爆破效应切开囊膜，并不依赖于囊袋的张力和悬韧带的力量，而且前囊切开大小和位置可以调节，成功率高。

二、术中合并症和并发症的处理

　　晶状体不全脱位，尤其是外伤性，常伴有玻璃体脱入前房。必须先做前部入路或睫状体平坦部入路玻璃体切除，避免玻璃体牵拉造成视网膜裂孔等并发症发生。为增加玻璃体的可视性，可用曲安奈德染色或导光纤维照明。对于晶状体脱位范围较大或无法完成前囊膜环形撕囊的软核患者，可行经睫状体平坦部／角巩膜缘晶状体切除联合前段玻璃体切除术。如晶状体核硬，可选择晶状体囊外或囊内摘除联合前段玻璃体切除，但切口太大、玻璃体脱出较多。术中后囊膜破裂、玻璃体脱出可行前段玻璃体切除术。此时 IOL 植入有以下几种固定方法：①前房虹膜夹持型 IOL 植入术；②后房型 IOL 经巩膜缝线固定术；③中周边虹膜缝线固定后房型 IOL 植入术；④巩膜内 IOL 襻固定或胶粘术。前房型 IOL 如使用不当，可导致植入因远期角膜内皮失代偿、继发性青光眼等并发症。

综上所述，随着手术方法的日新月异，各种囊袋辅助装置的发展、飞秒激光辅助超声乳化白内障手术的应用，晶状体不全脱位的手术治疗将变得更加安全可控。眼科医生应根据术前的临床评估结果和患者的年龄特点等选择手术方法，把握各种方法的优缺点，权衡利弊，以期获得最佳的治疗效果。

【典型病例手术视频】

视频手术资料 1：外伤性晶状体不全脱位，角膜穿通伤，继发性青光眼

病史简介：患者男性，右眼木片弹伤视物模糊 2 周。PE：右眼视力 0.1，鼻下方角膜三角形全层裂伤，对合良好，前房偏浅，瞳孔 4mm，晶状体轻度混浊，下方见 210° 晶状体不全脱位，局部有玻璃体脱出，玻璃体轻度混浊，视网膜平伏。眼压右眼 32mmHg。

临床诊断：右眼外伤性晶状体不全脱位，角膜穿通伤，继发性青光眼。

手术方式：右眼白内障超声乳化摘除、前段玻璃体切除、MCTR 及 IOL 植入术（手术者：蒋永祥；见视频 5）

视频 5　外伤性晶状体不全脱位手术

术后 1 个月随访：右眼裸眼视力 0.6，鼻下方角膜三角形全层裂伤，对合良好，前房深浅正常，瞳孔圆，人工晶状体及 MCTR 位置好，玻璃体轻混，视网膜平伏。眼压右眼 16.2mmHg（图 8-1-4）。

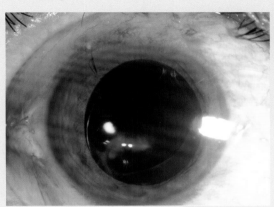

图 8-1-4 外伤性晶状体不全脱位手术术后随访照片。该患者双固定钩 MCTR 和 IOL 植入术后，散瞳见 MCTR 和 IOL 位置正，后囊膜无混浊

视频手术资料 2：马方综合征晶状体不全脱位

病史简介：患者女性，左眼视物模糊 20 年。PE：左眼矫正视力 0.15，角膜透明，前房偏深，瞳孔 3mm，晶状体未见明显混浊，下方见 240 度晶状体不全脱位，无玻璃体脱出，玻璃体轻度混浊，视网膜平伏，高度近视眼底改变。眼压右眼 18mmHg。

临床诊断：马方综合征，左眼晶状体不全脱位。

手术方式：左眼晶状体超声乳化摘除联合 MCTR 及 IOL 植入术（手术者：蒋永祥；见视频 6）。

视频 6 马方综合征晶状体不全脱位 MCTR 植入手术

术后 1 个月随访：左眼矫正视力 0.9，角膜透明，前房深浅正常，瞳孔圆，人工晶状体及 MCTR 位置好，视网膜平伏。眼压右眼 15.6mmHg（图 8-1-5）。

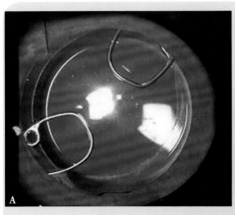 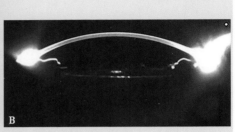

图 8-1-5 马方综合征晶状体不全脱位手术术后随访照片

A. 该患者双固定钩 MCTR 和 IOL 植入术后，散瞳见 MCTR 和 IOL 位置居中，后囊膜无混浊；

B. 患者术后 Pentacam 眼前段分析系统检查 IOL 居中性好，MCTR 双固定钩稳定位于虹膜与晶状体囊膜间

（典型病例提供：蒋永祥）

（蒋永祥 赵镇南 卢 奕）

参考文献

1. Hoffman RS, Snyder ME, Devgan U, et al. Management of the subluxated crystalline lens. J Cataract Refract Surg, 2013, 39: 1904-1915.

2. Crema AS, Walsh A, Yamane IS, et al. Femtosecond Laser-assisted Cataract Surgery in Patients With Marfan Syndrome and Subluxated Lens. J Refract Surg, 2015, 31: 338-341.

3. Chee SP, Jap A. Management of Traumatic Severely Subluxated Cataracts. Am J Ophthalmol, 2011, 151: 866-871.

4. Chee SP, Wong MH, Jap A. Management of Severely Subluxated Cataracts Using Femtosecond Laser-Assisted Cataract Surgery. Am J Ophthalmol, 2017, 173: 7-15.

第二节 合并其他复杂眼部条件的白内障手术

术前存在的眼部合并症可能对白内障手术结果产生不利的影响。许多合

并的病症可能降低视功能或最佳矫正视力的提高，应当在诊疗过程中告知患者或提出建议。新版 PPP 指南对术前合并葡萄膜炎及糖尿病性视网膜病变进行了较为详细的讨论。

一、葡萄膜炎并发性白内障手术

（一）葡萄膜炎并发性白内障的最佳手术时机

白内障患者较为常见的眼部合并症之一为葡萄膜炎，当有葡萄膜炎存在时，白内障手术的最佳时机要考虑多种因素。指南指出：炎症必须是静止的或处于最佳控制水平。但指南并未明确指明具体静止性炎症的时间，国内通常指在手术前葡萄膜炎症控制 3 个月或更长时间；美国 Basic and Clinical Science Course 对术前葡萄膜炎静止期的解释为无新鲜 KP，前房无细胞，除外晶状体过敏性葡萄炎。而最佳控制水平指在较低剂量的糖皮质激素或非甾体类抗炎药或免疫抑制剂给药情况下，可以有轻度的葡萄膜炎症表现，但炎症情况维持稳定，没有加重或反复。

（二）葡萄膜炎并发性白内障手术前的用药

不同的医学中心对白内障术前葡萄膜炎有不同的用药常规，可以局部和（或）眼周、眼内和全身抗炎药物。（***Ⅲ，高质量，强烈推荐***）。药物选择主要有术前短期应用糖皮质激素、非甾体类抗炎药及免疫抑制剂。糖皮质激素类给药方式可选择术前 2～7 天局部滴眼剂、泼尼松龙术前 3～7 天口服或甲泼尼龙手术当天静脉注射等方式。

根据葡萄膜炎情况不同，术前用药方案有所不同。对于较轻的葡萄膜炎，如慢性前葡萄膜炎静止 6 个月以上者，过去 1 年间仅使用激素类眼药水就能将葡萄膜炎症控制良好者，白内障术前可不用全身用药，仅采用局部糖皮质激素滴眼液 2～7 天，4～6 次/天点眼。而对于相对较复杂的葡萄膜炎，如慢性前葡萄膜炎过去 6 个月间曾有炎症发生者，慢性中间、后葡萄膜炎者，过去 1 年间需糖皮质激素全身用药或球周注射来控制炎症，手术医生判断手术操作困难者，以及第一眼术后发生黄斑水肿或术后葡萄膜炎复发者，可采用术前 3～7 天口服泼尼松龙 40mg/d 联合术前 2～7 天糖皮质激素类眼药水 4～6 次/天点眼；或者术前 1～2 周口服泼尼松龙 1mg/（kg·d）或 40mg/d，术前如已接受全身激素用药，可在术前 3～7 天将用量增加至此用量。另外，对于有全身用药必需但依从性较差或拒绝服药者，可采用术前当天予静脉注射甲泼尼龙 0.5 ~ 1.0g，1 小时内滴完。

特殊类型葡萄膜炎相对更为复杂且难以控制，如合并 Behcet 病，术前可能已在应用非甾体类抗炎药、免疫抑制剂、TNF-α、单克隆抗体等药物，术前必须前房无细胞，玻璃体无炎症及视网膜无活动性炎症至少 3 个月以上方可行白内障手术。对于合并 VKH 综合征患者，术前眼内炎症最好静止 3 个月以上，对于眼内曾有急性炎症但已控制者，围术期可以不使用激素额外给药；对于眼内炎症呈慢性反复发作者或炎症消退不足 3 个月者，围术期需额外激素给药。额外激素给药的方式为术前前房注入地塞米松 0.4mg，或者术中前房置入两颗 Surodes 地塞米松缓释颗粒；合并 Fuchs 虹膜异色葡萄膜炎者，较其他葡萄膜炎预后更好，术前前房炎症明显者，可予以激素类滴眼剂，待炎症静止即可手术；术前炎症静止者，则无须任何激素类滴眼剂；合并幼年型特发性关节炎（JIA）葡萄膜炎者，目前观点尚不一致，术前可以口服激素或局部激素类滴眼剂，术前 3 天口服激素 0.4 ~ 1.1mg/（kg·d）；术前 2 周激素滴眼剂每天四次至每小时一次；如术前无额外用药，术后球后注射 0.5g 氢化可的松联合术后一周激素静滴和激素类眼膏每晚一次。

术前非甾体类抗炎药及免疫抑制剂应用均非常规，前者可能减少术后黄斑囊样水肿发生率，后者主要视患者全身疾病情况而定。

（三）葡萄膜炎并发性白内障手术后的用药

指南指出：术后糖皮质激素滴眼液要用得更为频繁，持续时间更长。也可以考虑应用玻璃体腔内、眼周或全身应用抗炎药物。全身用药视患者眼内情况而定，可在术后第 2 周开始用泼尼松龙每周 5mg/d 减量。

原发性葡萄膜炎并发性白内障手术见视频 7。

视频 7　原发性葡萄膜炎并发性白内障手术治疗

【典型病例】

患者男，45 岁，牙签戳伤后 2 个月，继发性葡萄膜炎，瞳孔后粘，前囊机化瘢痕，术中采用虹膜扩张器扩大瞳孔，撕囊针起瓣后前囊 CCC，之后行常规超声乳化手术。视频 8：患者男，52 岁，陈旧性葡萄膜炎，瞳孔边缘见机化膜，术中采用虹膜扩张器扩大瞳孔后行常规超声乳化术。（视频 8，视频提供者：季樱红。）

视频 8　牙签戳伤后 2 个月继发葡萄膜炎并发白内障手术治疗

总的来说，目前对于白内障合并葡萄膜炎围术期处理尚未有循证医学指导的比较公认的指南，需要考虑许多因素制订针对性治疗。

（典型病例提供：季樱红）

二、糖尿病性视网膜病变与白内障手术

糖尿病性视网膜病变（DR）是成人致盲的主要原因之一，严重影响糖尿病患者生存质量。糖尿病也可加快白内障形成，与正常人群相比，糖尿病患者患白内障的风险高 4～5 倍。

（一）ICCE 及 ECCE 与 DR 进展

白内障囊内摘除术（ICCE）及白内障囊外摘除术（ECCE）因手术时间长，切口大，对血 - 视网膜屏障的破坏较大，术后炎症反应明显，可加速 DR 的进展。

（二）超声乳化手术与 DR 进展

而超声乳化白内障手术时间短、创伤小、术后炎症反应轻。指南指出：超声乳化白内障手术研究并未提示有白内障术后 DR 发展风险有显著增加。白内障手术似乎并未增加经充分治疗的增殖型 DR 或黄斑水肿进展的风险。Kato 等认为年龄、糖尿病病程、糖尿病治疗方法、糖化血红蛋白水平均不影响 DR 进展，术前 DR 的状态可能影响手术的易感性，因此是疾病本身的自然进程和（或）全身因素共同对视网膜病变的进展产生影响，而不是白内障手术创伤。

因此，对于无 DR 或 NPDR 不需光凝治疗的白内障患者可行超声乳化联合 IOL 植入术。伴重度 NPDR 或 PDR 者，术后 DR 进展的风险增加，重度NPDR 患者需请视网膜医生会诊行光凝治疗；如因晶状体混浊无法有效光凝，可先行白内障超声乳化联合 IOL 植入术，术后 1～2 周尽快视网膜光凝，

以防术后视网膜病变进展加快；而 PDR 患者行建议玻璃体切除 + 视网膜光凝 + 超声乳化联合 IOL 植入术。

（三）超声乳化手术与糖尿病性黄斑水肿

黄斑水肿是糖尿病患者白内障术后低视力的主要原因。指南同时指出：合并存在的 DR，特别是黄斑水肿，可以应用 OCT 来评估，这样可以更有针对性地进行术前、术中和术后的药物治疗，包括玻璃体腔内注射药物的应用。目前尚无充分的证据证实糖尿病黄斑水肿的进展与白内障手术有关。大多数学者认为，轻至中度的 DR、术前不伴黄斑水肿者，术后不增加发生黄斑水肿的风险，与正常眼同样可获得良好的术后视力。然而，术前已存在的黄斑水肿或更严重的视网膜病变在白内障术后黄斑水肿发生或进展的风险增加。对于白内障术前已经存在的黄斑水肿，因术后自然缓解可能性较低，建议立即进行治疗，术前 DR 至少稳定 3 个月。

总的来说，糖尿病患者白内障手术应根据眼部及全身具体情况而定，长期良好的血糖控制较术前快速降低血糖更有利于防止 DR 进展和 DME 发生。

【典型病例】

白内障合并 Fuchs 角膜内皮营养不良：

患者，女，65 岁，因"双眼视物模糊三年余"来院就诊，体检发现角膜内皮面色素样点状 KP，有赘疣样凸起，行角膜内皮镜及共聚焦显微镜检查发现内皮细胞丢失，可见 gutta 结构，诊断为"Fuchs 角膜内皮营养不良"，如图 8-2-1。

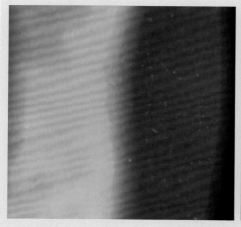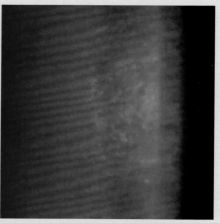

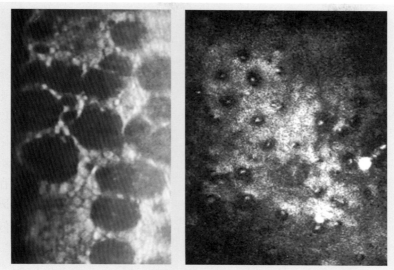

图 8-2-1

在行常规白内障超声乳化手术后对角膜及角膜内皮计数进行随访发现，短暂的角膜内皮细胞丢失在术后 2 周基本恢复术前水平，如图 8-2-2。

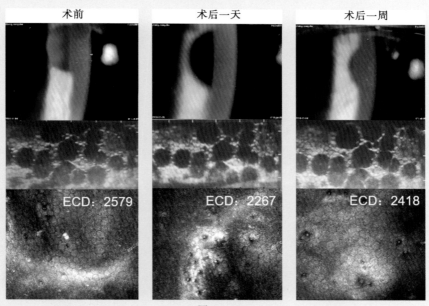

图 8-2-2

角膜共聚焦显微镜检查显示，术前角膜内皮细胞较为规则，可见部分 gutta 存在，术后第一天可见角膜内皮细胞形状欠规则，细胞分界较为模糊，术后 1 周形态及角膜内皮数量基本恢复正常，如图 8-2-3。

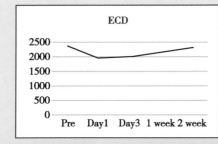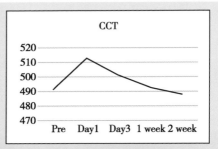

图 8-2-3　术后患者出现一过性角膜厚度增加，术后 1 周恢复至术前水平

（典型病例提供：杨　晋　邱晓頔）

（蒋永祥　赵镇南　卢　奕）

参考文献

1. Basic and clinical science course San Francisco: American academy of ophthalmology. 2014-2015: 203.

2. Ram J, Gupta A, Kumar S, et al. Phacoemulsification with intraocular lens implantation in patients with uveitis. *J Cataract Refract Surg*, 2010, 36 (8): 1283-1288.

3. Van Gelder R N, Leveque T K. Cataract surgery in the setting of uveitis. *Curr Opin Ophthalmol*, 2009, 20 (1): 42-45.

4. Hu K, Lei B, Kijlstra A, et al. Male sex, erythema nodosum, and electroretinography as predictors of visual prognosis after cataract surgery in patients with Behcet disease. J Cataract Refract Surg, 2012, 38 (8): 1382-1388.

5. Quek D T, Jap A, Chee S P. Risk factors for poor visual outcome following cataract surgery in Vogt-Koyanagi-Harada disease. Br J Ophthalmol, 2011, 95 (11): 1542-1546.

6. Lam L A, Lowder C Y, Baerveldt G, et al. Surgical management of cataracts in children with juvenile rheumatoid arthritis-associated uveitis. Am J Ophthalmol, 2003, 135 (6): 772-778.

7. Kato S, Fukada Y, Hori S, et al. Influence of phacoemulsification and intraocular lens implantation on the course of diabetic retinopathy. J Catrarct Refract Surg, 1999, 25 (6): 788-793.

8. Chu CJ, Johnston RL, Buscombe C, et al. Risk factors and incidence of macular edema after cataract surgery: a database study of 81984 eyes. Ophthalmology, 2016, 123: 316-323.

第三节　合并全身疾病的白内障手术

除了眼部合并症对白内障手术有影响外，患者全身情况也与白内障术中及术后并发症的发生紧密相关。新版 PPP 指南对术前抗凝药物应用及全身应用 α₁ 受体拮抗剂对白内障手术的影响进行了较为详细的讨论。

一、术前抗凝药物管理

近年来临床上接受过心脏支架术、心脏瓣膜置换术等白内障患者，需要长期应用抗凝或抗血小板药物治疗的比例越来越高。此类治疗可能会导致白内障围术期严重威胁视力的并发症出现，如球后出血、脉络膜上腔爆发性出血等，然而中断抗凝或抗血小板药物治疗可能会导致血栓形成，进而造成严重后果。最新 PPP 指出，没有足够的证据建议正进行抗凝或抗血小板治疗的患者在白内障手术时应该继续或者中断抗凝药物治疗，而停用这些药物可能会引起相关并发症。

（一）抗凝治疗对白内障手术有何影响

Jamula 等发现，与未服用华法林的患者相比，在进行白内障手术时服用华法林的患者出血增加了 3 倍，但绝大多数出血均为自限性，且无导致患者视力损伤或丧失的不良事件发生。没有证据表明持续应用华法林对白内障术后视力有负面影响。

英国白内障国际数据库分析 48 862 例手术发现，服用华法林或氯吡格雷的患者结膜下出血发生率增高。然而，局部麻醉或术中出血所致潜在影响视力的并发症没有显著增加。单用阿司匹林和双重抗血小板或联合阿司匹林 / 华法林治疗患者的麻醉或出血并发症也无增加。

使用新型抗凝剂白内障患者手术的报道很少。一项研究将房颤患者随机分为华法林或达比加组，手术前临时停药，发现围术期出血率相似。以上的结果均支持在眼局部麻醉及单独行白内障手术时，无须停用抗凝和抗血小板药物。

（二）停用抗凝或抗血小板药物治疗有何影响

早期眼科医生大部分在白内障围术期会选择停用抗凝或抗血小板药物治疗。然而围术期的血栓栓塞性并发症导致的后果往往是极其严重的。1985 年对 135 名美国白内障医生的问卷调查中，75% 的医生术前暂停患者服用华法林，这些医生完成的白内障手术中共出现围手术期深静脉血栓 1 例，肺栓塞 1 例，急性卒中 6 例（其中死亡 2 例）。

许多学者认为，即使短暂中断抗血小板药物，仍会显著提高出现严重心血管并发症的风险。一个大型队列研究发现，服用低剂量阿司匹林预防心血管及脑血管疾病的患者，中断治疗后卒中的发生率提高了 40%。冠心病患者暂停服用阿司匹林或氯吡格雷，其心肌梗死发病率和死亡率提高 2～3 倍。停用抗血小板药物导致反弹性血小板活性增强，手术刺激促炎因子释放，术后应激反应，如血管痉挛、高凝状态等均为发生心脏不良事件的诱因。植入药物洗脱支架的患者，若过早停止抗血小板治疗，其晚期支架血栓形成的风险为 7.8%，晚期支架血栓形成导致心肌梗死或死亡概率为 64%。

因此近年来随着白内障手术技术的提高，以及对中断服用华法林诱发严重血栓性并发症的深入认识，越来越多的医生选择在围术期持续应用华法林。选择在白内障术前停用华法林的医生比例从 1989 年的 62% 逐渐降低到 2009 年的 13.2%。

（三）白内障手术前继续还是中断抗凝药物治疗

综合几项研究显示，在服用抗血小板药物或抗凝药物时，接受白内障手术的患者结膜下出血发生率较高，但未发现严重出血并发症增加。鉴于白内障手术眼出血并发症的发生率非常低，可以得出明确的结论：抗凝药物不会增加局部麻醉或手术出血引起眼内出血并发症的风险。循证医学的指南建议除非出血风险极大，一般白内障手术患者可以继续使用抗凝剂。如需停用抗血小板或抗凝药物，最好在内科专科医生的指导下根据患者的具体情况进行调整。

二、虹膜松弛综合征的发生与全身应用 α_1 肾上腺素能受体拮抗剂

白内障术中虹膜松弛综合征（intraoperative floppy-iris syndrome，IFIS）是一种独特的小瞳孔综合征，伴虹膜翻卷和脱出，也与进行性术中瞳孔缩小相关联。其发生率为 1.10%～2.96%。除了明显增加白内障超声乳化手术的难度，也与较高的手术并发症相关，特别是当没有认识和没有预料到这种情况时，极易发生虹膜脱出、虹膜根部离断、前房积血，甚至后囊膜破裂及玻璃体脱出等并发症。眼科医生需要加强对 IFIS 风险因素的关注，并对其高危患者在术前及术中做好充分的应对准备，确保手术顺利。

（一）全身应用 α_1 拮抗剂情况易发生 IFIS 的情况

临床上 α_1 拮抗剂最常见的适应证是良性前列腺增生的症状性治疗。包括非选择性 α_1 受体拮抗剂特拉唑嗪、多沙唑嗪及选择性 α_1 受体拮抗剂坦洛新（tamsulosin）、西洛多辛等药物。其中坦洛新已被很多报道证实与 IFIS 发

生相关，而其他非选择性受体拮抗剂亦可见 IFIS 发生的报道。5-α 还原酶抑制剂非那雄胺以及因具有类似 α 拮抗作用的某些抗精神病药物也可导致 IFIS 的发生。虹膜开大肌中存在 α_1 肾上腺素能受体，因此全身使用 α_1 拮抗剂会导致虹膜收缩迟缓，进而导致术前难以散瞳、术中虹膜松弛。指南指出：几项回顾性和前瞻性研究提示在应用 α_1A 亚型的特异性拮抗剂坦洛新的患者中，发生 IFIS 的概率要比应用非选择性 α_1 拮抗剂的患者更高，而且情况更为严重。α_1 受体拮抗除了能够缓解松弛前列腺和尿道平滑肌，缓解良性前列腺增生症患者的尿路梗阻症状，还可以用于治疗尿潴留和高血压，因此部分女性也在使用，所以美国泌尿科学会管理良性前列腺增生的指南推荐计划做白内障手术的男性和女性应避免使用 α_1 拮抗剂，直至白内障完成。

（二）停用 α_1 拮抗剂在白内障术中是否可以预防 IFIS 发生

很多眼科医生对于服用相关药物的患者，首先想到的是术前停用 α_1 受体拮抗药物。但是，新版指南指出，一般情况下术前停用 α_1 拮抗剂并不能够预防 IFIS，停药后很长时间也可能会发生。另外，IFIS 的发生与 α_1 受体拮抗剂的使用时间长短可能无关，有报道发现使用坦洛新 2 天后行白内障手术中发生 IFIS。有学者研究认为，虽然停用坦洛新患者和持续用药患者在白内障术前瞳孔大小差异显著，但其 IFIS 发生率及严重程度无差别，且临时停药有增加急性尿潴留的风险；因此并不提倡术前临时停用坦洛新等 α_1 受体拮抗类药物，建议采用其他手段避免或减少 IFIS 的发生及危害。

（三）白内障术中如何处理 IFIS

新版指南指出：术中小瞳孔处理有较多方法。药物方法包括前房内注入 α_1 激动剂，如肾上腺素或苯福林（苯肾上腺素），尤其是后者。机械方法包括应用黏弹剂扩大瞳孔、器械过度伸展瞳孔或显微瞳孔括约肌切开、虹膜牵开或应用瞳孔扩张环等。对于发生 IFIS 的患眼，器械过度伸展瞳孔和括约肌切开无效。在处理 IFIS 时，应当考虑单独或联合应用药物散瞳、黏弹剂瞳孔扩大和扩大瞳孔的器械。（Ⅱ-，中等质量，强力推荐）。有报道证实，术中前房注射 α_1 肾上腺素能受体激动剂能刺激虹膜开大肌收缩，进一步扩大瞳孔，同时恢复虹膜基质的硬度，减少虹膜浪涌及脱出的倾向。然而，有报道 α 受体激动剂前房注射可能会诱发一过性高眼压及眼前节毒性综合征，虽然其总体发生率较低。

黏弹剂的使用：将黏弹剂注射在虹膜上方，加深前房的同时扩张瞳孔，防止虹膜脱垂，减少超乳头误吸的可能，可在术中出现瞳孔进行性缩小时反复使用。黏弹剂的使用对手术医生的操作技巧要求较高，需要在低流量、低负压的参数下进行，以尽量延长黏弹剂在前房留存时间，因此硬核并不适用。

扩大瞳孔的器械主要有虹膜拉钩及瞳孔扩张环，前者操作简便，应用更广泛。操作需要注意其设计及切口位置，可为方形或菱形，如在超乳主切口下方位置设置一个虹膜拉钩的切口，可最大限度地防止超乳头损伤下方虹膜，并防止虹膜从主切口脱出。虹膜扩张环的应用有一定局限性，瞳孔过小时放置较困难。因为瞳孔缘是有弹性的，所以机械性装置散瞳对虹膜造成的损伤相对小，此外在硬核手术时，高负压和高流量往往是必需的，此时机械性瞳孔扩张装置能帮助手术医生更安全有效扩张瞳孔。另外，尽量减小手术切口可能会因其前房稳定性提高而减少虹膜脱出的可能；但是对于严重的IFIS，手术切口大小并未能阻止其发生。

随着我国人口老龄化的加剧，以及居民生活水平的提高，老年男性应用α_1受体拮抗剂治疗良性前列腺增生的比例会越来越高。因此，我们需要更多地去关注 IFIS 的风险因素，在患者入院前做好评估。由于病变严重程度不一，一些治疗方案如前房内注入 α 受体激动剂可能在某些病例中有效，但在其他病例则效果不佳。掌握多种处理方案，根据病情加以选择或者联合使用来达到最大效果，有利于术者处理该并发症，保证手术顺利完成。

【典型病例】

病史简介：患者男性，72 岁，双眼视物模糊 4 年。查体：右眼矫正视力 0.15，左眼矫正视力 0.1，双眼角膜透明，前房深浅正常，瞳孔 2.5mm，对光反射存在，晶状体核性混浊，视网膜平伏。眼压：右眼 15mmHg，左眼 16mmHg。全身既往史：患者前列腺增生 5 年，服用盐酸坦洛新治疗约 3 年，术前停用盐酸坦洛新 2 周。

临床诊断：双眼年龄相关性白内障，前列腺增生。

手术方式：左眼晶状体超声乳化摘除联合 IOL 植入术，术中发现患者瞳孔散大约 4.5mm，1:10 000 肾上腺素 BSS 混合液 0.1ml 前房冲洗，瞳孔仍不能散大，术中虹膜上下涌动易从主切口脱出，且瞳孔进行性缩小。术中诊断：白内障术中虹膜松弛综合征。遂采用较低灌注、低负压和低流量参数设置，并使用虹膜拉钩拉开虹膜，手术顺利完成。

术后 1 个月随访：左眼矫正视力 0.8，角膜透明，前房深浅正常，瞳孔圆，人工晶状体位置好，视网膜平伏。眼压左眼 14.2mmHg。

（典型病例提供：蒋永祥）

（蒋永祥　赵镇南　卢　奕）

参考文献

1. Jamula E, Anderson J, Douketis JD. Safety of continuing warfarin therapy during cataract surgery: a systematic review and meta-analysis. Thromb Res, 2009, 124 (3): 292-299.

2. Benzimra JD, Johnston RL, Jaycock P, et al. The Cataract National Dataset electronic multicentre audit of 55, 567 operations: antiplatelet and anticoagulant medications. Eye (Lond), 2009, 23: 10-16.

3. Stone LS, Kline OR Jr, Sklar C. Intraocular lenses and anticoagulation and antiplatelet therapy. J Am IntraoculImplan Soc, 1985, 11 (2): 165-168.

4. Biondi - Zoccai GG, Lotrionte M, Agostoni P, et al. A systematic review and meta-analysis on the hazards of discontinuing or not adhering to aspirin among 50, 279 patients at risk for coronary artery disease. Eur Heart J, 2006, 27 (22): 2667-2674.

5. Ho PM, Peterson ED, Wang L, et al. Incidence of death and acute myocardial infarction associated with stopping clopidogrel after acute coronary syndrome. JAMA, 2008, 299 (5): 532-539.

6. Park DW, Park SW, Park KH, et al. Frequency of and risk factors for stent thrombosis after drug-eluting stent implantation during long-term follow-up. Am J Cardiol, 2006, 98 (3): 352-356.

7. American Urological Association. Chapter 1: guideline on the management of benign prostatic hyperplasia (BPH) . In: Benign Prostatic Hyperplasia (BPH) Clinical Guideline. Linthicum, MD: American Urological Association, 2010: 12.

第四节 联 合 手 术

一、白内障手术和青光眼

青光眼作为一种严重危害视功能的疾病，按照房角情况可分为开角型青光眼和闭角型青光眼。闭角型多发生于老年人。老年人容易发生闭角型青光眼的原因之一是老年人眼的晶状体都有不同程度的白内障，使晶状体膨胀，向前推着虹膜前移，使原来正常的房角变得相对较窄，减少房水外流，使眼压升高。如果闭角型青光眼反复发作，导致房角功能受损，此时单纯白内障手术就不能解决青光眼的问题了，应该进行青光眼白内障联合手术。

新版 PPP 指出，当白内障手术患者同时并发有青光眼，手术治疗方案包括：单独进行白内障摘除和 IOL 植入术，联合施行白内障和青光眼手术，白内障手术后施行青光眼手术，或者青光眼术后再施行白内障手术。青光眼手术的选择包括：小梁切除术，房水引流术，非穿透青光眼手术，微创青光眼手术，内镜下睫状体光凝术。新版 PPP 认为，并发青光眼的患者，其白内障手术并发症风险更高，比起没有青光眼的眼视力恢复效果较差。最佳的术式选择取决于众多因素，包括患者对药物或者激光手术治疗青光眼的反应、视神经损伤的程度、视野的改变、白内障的严重程度以及手术医生的经验。

1. 单纯白内障手术　单独施行白内障摘除和 IOL 植入术可使眼压轻度下降，在怀疑或证实有原发性前房角关闭的患者中，或者以药物控制轻度至中度开角型青光眼患者中，这一作用特别显著。术前眼压越高的患者术后眼压降低越明显并且效果可持续多年。高龄、眼轴较短、女性患者和并发青光眼或者假性剥脱综合征的患者，白内障手术的降眼压效果更为明显。

2. 青光眼手术联合超声乳化手术　小梁切除联合超声乳化手术在降眼压方面不如单独施行青光眼手术有效。单位点和双位点的联合手术呈现出相似的降眼压效果。超声乳化白内障吸除术联合小梁切除术可以有效控制眼压并且使最佳矫正视力比术前明显提高。各式新型青光眼手术技术或许可以与白内障手术联合应用，包括白内障手术时联合管道成形术、经内路小梁切开术、内镜下睫状体光凝术以及经内路小梁旁路分流显微支架植入术。与传统滤过术联合应用抗代谢药物相比，这些辅助技术可以减少低眼压的危险和滤过泡并发症，但它们可能不会使眼压降低很多。一项前瞻性多中心随机单盲对照临床试验表明，小梁旁路分流显微支架植入术联合白内障手术患者术后 2 年眼压在临床和统计学方面均显著低于单独施行白内障手术组，在安全性方面没有差异。

3. 联合手术的优点　可以保护性地防止单独白内障手术后眼压升高；视力恢复更快；一次手术可以长期地控制青光眼；与术前视力相比矫正视力提高。尽管存在以上这些优点，但联合手术在技术上更复杂，手术者必须了解可能的并发症和相应的处理方法。然而新版 PPP 认为仅有较低质量的证据说明联合白内障青光眼手术后 1 年能够获得更好的眼压控制，仍需进一步的随机对照试验来推行相关循证治疗指南。

4. 手术并发症　滤过手术由于眼部情况的复杂性可导致一定的手术并发症：包括增加围手术期和麻醉的风险，以及由于随后的白内障手术导致滤过失败的可能性。超声乳化白内障摘除术和小梁切除联合手术中辅助使用抗纤维化药物（丝裂霉素 C 和 5- 氟尿嘧啶）用以减少潜在的滤过泡失效的获益仍存在一定争议。新版 PPP 指出，尽管迹象表明目前普遍使用的丝裂霉素在联合手术使用时可能对长期降低眼压有效，但是 5- 氟尿嘧啶并没有此功效。在决定抗纤维化药物的使用时应考虑潜在威胁视力的并发症，如滤过泡相关眼内炎、低眼压黄斑病变以及迟发性滤过泡渗漏。

典型病例 - 白内障超声乳化 +IOL+Ex-PRESS 青光眼引流器植入术（视频 9：
视频提供者：卢奕）

首先剪开上方角膜缘处球结膜，制作梯形巩膜
瓣，并使用 5-FU 进行瓣下处理后使用大量生理盐水冲
洗手术操作区域。之后进行常规超声乳化白内障手术，
吸除晶状体后植入 IOL，水密形成前房。采用 5ml 空针
针头制作角巩缘隧道，植入 Ex-PRESS 青光眼引流器，
确认房水流出情况，缝合上方巩膜瓣及结膜。

视频 9　白内障超声乳化
+IOL+Ex-PRESS 植入术

（典型病例提供：卢　奕）

二、白内障手术与角膜移植术

白内障手术对于角膜内皮的功能存在不同程度的损伤，因此要重点关注
白内障患者的角膜内皮计数及功能。角膜内皮营养不良的存在对于白内障手
术医生预估受损的角膜能够在白内障术后维持多少的功能是个挑战。

1. 术前角膜内皮检查的重要性　如果裂隙灯显微镜检查发现微囊样水肿或
角膜基质增厚和（或）中央角膜厚度＞640μm 和（或）角膜内皮显微镜下角膜中
央内皮细胞低计数都提示白内障手术后角膜失代偿的可能性增加。患者在晨起时
视物模糊时间延长的病史常常表明有明显的角膜内皮泵功能障碍。如果睡眠时缺
乏泪液的蒸发而导致症状性角膜水肿，那么白内障手术后角膜失代偿的可能性很
高。在这些情况下，可以考虑施行白内障摘除、IOL 植入和角膜移植联合手术。

2. 手术方式的选择　新版 PPP 指出，单纯角膜移植术后白内障可能进
展更加迅速，术后使用糖皮质激素可能加速后囊膜下型白内障进展，且角膜
移植术后施行白内障手术可能会损伤角膜移植片；而白内障摘除联合角膜移
植术则具有一次完成手术、视力恢复更加迅速的优点。当施行角膜移植和白
内障摘除联合手术时，使用囊膜染色剂可以提高完整撕囊的可能性。当角膜
内皮层的功能储备处于边缘状态时，应当做一个更靠周边部的切口，可以是
颞侧透明角膜或角巩膜缘，以及重复注入黏弹剂可以保留更多的内皮细胞。

白内障手术与角膜移植术是否联合进行及先后次序也是临床医生关注的
重点。新版 PPP 对各方的观点都进行了讨论与总结。由于在联合手术时穿透
性角膜移植术后的角膜曲率未知，导致 IOL 计算不够准确。因此，一些手术
医生倾向于先行穿透性角膜移植术，在缝线拆除后并且角膜移植片轮廓稳定

后再摘除白内障。如果在缝线拆除和角膜移植片稳定后再摘除白内障，则可以较准确地预测 IOL 的度数，因此实现较好的屈光结果。对于一些病例，这种方式具有减少穿透性角膜移植术中开天窗时间的优点。这些考虑也适用于深前板层角膜移植术。手术过程中如可视性足够，超声乳化白内障手术应该在穿透性角膜移植术之前进行以减少开天窗的时间。但是，在角膜移植过程中玻璃体液化和高后房压力是潜在的问题。

3. 角膜内皮失代偿的手术方法　新版 PPP 指出，治疗角膜内皮细胞失代偿除了穿透性角膜移植术外，还有角膜内皮和后基质移植或用角膜后弹力层替代内皮细胞层。这些方法可以和超声乳化白内障吸除联合折叠式 IOL 植入术相结合以获得较好的效果。该方法保留了前部角膜曲率，因此与穿透性角膜移植术联合白内障手术相比能够提高 IOL 度数的可预测性。

4. 角膜移植术后的远视偏移　OCT 和 Scheimpflug 成像的研究结果均显示，角膜后弹力层剥离的内皮细胞移植术因后角膜轮廓的改变产生远视性偏移。虽然会随时间的延长有所恢复，但若白内障手术后有明显角膜失代偿的风险时也应该充分考虑这种远视性偏移（在一项研究中 12 个月后约为 +0.6D，另一项研究表示与预期测量结果相差 +1.47D）。但不同研究中远视偏移的结果仍存在较大差异。一项研究显示和对照组相比试验组角膜屈光度平均减少 1.94D，而另一项研究报告角膜和白内障联合手术后与预期结果相差 +1.63D（0 ~ 4.0D）。第 3 项研究发现只有 0.15D 的远视偏移，与术前屈光状态相比没有统计学差异。这种差异很大程度取决于后部角膜移植的方法，因此最好与角膜手术医生核实确定预期结果，并相应调整 IOL 的度数。研究发现角膜后弹力层移植术（descemet membrane endothelial keratoplasty，DMEK）中屈光偏移的问题要小一些，远视偏移为 0.49D（−1.00 ~ +1.50D）。

一项关于角膜移植术后散光控制的回顾性病例研究表示在穿透性角膜移植和缝线完整拆除后，通过白内障手术植入 Toric IOL，可以明显减少柱镜度数，并且术前地形图测量有中高度规则散光的患者术后裸眼远视力和矫正远视力都有所提高。

三、白内障手术和玻璃体视网膜手术

玻璃体视网膜手术和白内障手术也是临床中关系较为密切的手术。在玻璃体视网膜手术之前、之中或之后常常需要施行白内障手术。玻璃体视网膜

手术包括玻璃体腔内注射，可能会引起原有白内障的进展，典型表现为晶状体核硬化加重。由于囊膜的缺损或者悬韧带的薄弱，使这类白内障的处理更为复杂。在手术中前房深度也可能不稳定，可使用虹膜拉钩作为辅助手段。对一些视网膜病变单独施行白内障手术即可使视力恢复。

1. 新版 PPP 总结了玻璃体视网膜手术和白内障联合手术的优缺点

（1）优点为仅实施一次手术及麻醉、缩短恢复时间及高成本效益；大范围的玻璃体视网膜病变也可同时处理，包括玻璃体积血、糖尿病性视网膜病变、视网膜前膜、黄斑裂孔和视网膜脱离。

（2）联合白内障和玻璃体视网膜手术的可能缺点包括手术时间延长，后续的玻璃体视网膜手术期间对眼球的操作会造成白内障切口裂开，白内障摘除后发生术中瞳孔缩小，IOL 偏位或光学部夹持，IOL 植入在后段手术之前导致的玻璃体视网膜手术中不良的光学效应，以及轻度的近视偏移。

2. 联合手术的 IOL 植入方式及材料选择　当联合施行玻璃体视网膜手术时，超声乳化白内障吸除术和囊袋内植入折叠式 IOL 是很好的选择。然而，对于更复杂的病例，通常仍需要睫状体平坦部晶状体切除以及同时或以后睫状沟放置后房型 IOL。手术医生在选择 IOL 的类型、生物材料和光学部大小时，应考虑眼后节病变的性质和可视化的需要。特别当 IOL 的光学部是硅胶时，会接触硅油或气泡使术中的眼后节观察受干扰。新版 PPP 指出，在视网膜手术时玻璃体腔内注入空气、气体或硅油会导致 IOL 钙化，常发生在亲水性丙烯酸酯 IOL，但是其他材料的 IOL 也同样可被影响。

四、屈光手术后的白内障手术

（一）屈光手术后的 IOL 度数计算

众所周知，屈光手术后的 IOL 屈光度计算较为复杂。新版 PPP 指出，对于施行过角膜屈光手术的白内障患者在计算 IOL 屈光度时仍面临许多挑战。

1. 角膜屈光术产生的屈光误差　新版 PPP 指出，在准分子激光屈光性手术（表层切削或基质内切削）后，以传统的角膜曲率计、自动验光仪和地形图所测的角膜屈光度常常是不准确的，这是由于手术改变了前部角膜的曲率，改变了前后角膜屈光力之间的关系。结果，以前施行过近视性切削的眼在白内障术后有产生远视性屈光误差的倾向。同样，在以前施行过远视性切削的眼中在白内障术后有产生近视性屈光误差的倾向。根据之前施行屈光手术的性质不同，应采用不同的手术策略。近视性激光视力矫正后，角膜的正球差增加，所以负球差 IOL 可以使患者获得更好的光学效果。相反，在远视性激光矫正后，正球差 IOL。

2. 屈光手术后的 IOL 度数计算　新版 PPP 对于屈光术后最好的 IOL 度数计算方法尚无定论。应当告知患者存在 IOL 度数计算不准确的可能性，可能需要进一步的手术来达到理想的目标屈光度。我们的经验认为 SRK 回归公式是根据正常眼球解剖关系统计出来的经验公式，不适合解剖结构异常的眼睛。根据文献报道结果及我们应用的经验对已知屈光手术资料的患者多建议采用联合 Double K 值的临床病史法、Feiz-Mannis 法、Latkany 回归公式法以及角膜忽略法；而对于术前资料不详的患者，建议采用 Haigis-L 法、前后表面曲率法、Shammas 公式法。为了准确计算以前做过放射状角膜切开术、近视性或远视性激光角膜切削术患者的 IOL 屈光度，ASCRS 已经开发了定期更新的在线 IOL 屈光度计算器，网站 http://iolcalc.ascrs.org/。此外，术中像差测量可能有助于激光视力矫正后的 IOL 选择。

（二）各类屈光手术对白内障手术的影响

放射状角膜切开术会导致角膜存在潜在的切痕，为手术过程及术后恢复带来困扰，因此最好避免新的白内障手术切口横跨或交叉通过原先的切痕，否则可能导致伤口裂开、伤口渗漏、延迟愈合和不规则散光。在这种情况下采用微小切口是有益的，采用巩膜切口可能会减少累及原有切痕的机会。术后角膜水密或水肿以及眼压升高可能会放大放射状角膜切痕的作用，引起暂时的远视及散光的变化。任何进一步屈光手术干预的时机应当推迟，直至屈光状态稳定。

在放射状角膜切开术的情况下，角膜中央变平使得传统的角膜曲率测量不准确。临床病史（需要知道术前角膜曲率和屈光）通常帮助不大，因为放射性角膜切开术后，中央角膜变平通常持续进展数年至数十年（远视漂移）。一些特殊形式的自动计算机辅助录像角膜地形图（地形图或者断层扫描）有助于确定真实的中央角膜屈光度。

在以前植入有晶状体眼屈光性 IOL 的病例中，施行白内障手术前或在手术时必须取出屈光性 IOL。

五、白内障手术与葡萄膜炎

由于葡萄膜炎患者眼部多存在长期的炎症以及炎症所导致的并发症，葡萄膜炎患者接受白内障手术时需要考虑一些特殊的问题。活动性炎症患者，尤其是伴有前葡萄膜炎或中间葡萄膜炎的患者，术后并发症的风险增加。主要问题是术后发生虹膜和晶状体囊袋的粘连，特别是原先存在虹膜损伤或广泛虹膜后粘连的患者。其他潜在的问题包括膜形成、IOL沉着物、悬韧带问题和CME，在白内障手术前协同治疗葡萄膜炎可以提供适当的预防性抗炎治疗和改善手术疗效。

（一）手术指征及相关并发症

新版PPP提出葡萄膜炎合并白内障的手术指征如下：继发于晶状体蛋白渗漏的炎症（如晶状体抗原性葡萄膜炎），炎症已控制且预后较好的明显白内障，影响眼底疾病评估及治疗的白内障，需要进行眼后节手术（如玻切）的白内障。

大部分葡萄膜炎眼植入IOL较为安全。植入的IOL材料并不是影响术后炎症的主因。但是PPP指出某些IOL材料[疏水性丙烯酸酯IOL或者肝素表面处理（HSM）聚甲基丙烯酸甲酯IOL]相比其他材料可能有更好的效果。研究表明，相比较植入非肝素表面处理聚甲基丙烯酸甲酯或硅胶材质IOL，患眼植入丙烯酸酯IOL或者HSM聚甲基丙烯酸甲酯IOL的患者有更好的视力结果。作者总结认为术前控制葡萄膜炎、应用丙烯酸酯或HSM IOL以及Fushs虹膜异色睫状体炎和较好的手术效果相关。一项171眼研究证实了葡萄膜炎患者植入疏水性丙烯酸酯IOL有长期较好的组织相容性和安全性。

植入IOL的可能并发症包括炎性沉淀物、表面膜形成，以及可以引起IOL半脱位的炎症性囊袋并发症。新版PPP提出如下观点：在伴有广泛的瞳孔或睫状膜形成的严重葡萄膜炎或顽固性炎症征象比如低眼压和严重的闪辉，可能要考虑不植入IOL。在大部分病例中，倾向于将IOL襻标准植入囊袋内；然而，在高危眼（如广泛虹膜损伤或术前有虹膜后粘连）中，将襻睫状沟固定可使IOL阻止虹膜晶状体囊膜粘连的形成。这种方法似乎不会增加术后的炎症。在囊袋内置放时，一个大直径撕囊口也可以减少术后与前囊膜粘连的危险。前房型IOL可能刺激产生更多的炎症，如果破坏了房角的解剖也可能产生问题。

（二）围手术期处理

葡萄膜炎合并白内障的处理较为复杂。

1. 炎症控制 理想状态下，炎症应该在择期手术前尽可能被控制。许多葡萄膜炎专家提倡手术前有3个月或以上的静止期，这样可以减少术后黄斑水肿的风险。即使患者在接受慢性抗炎治疗，术前也建议局部滴用或口服糖皮质激素以防止术后急性加重。一项研究中，术前口服糖皮质激素似乎可以降低术后CME的风险。

2. 手术方案的制订 根据过去葡萄膜炎发作的严重程度、后遗症以及先前炎症的缓解程度，应该制订个性化医疗方案。手术方案应该考虑到其他手术的可能，因为葡萄膜炎的并发症常常需要手术处理，例如继发性青光眼。手术方法可能需要调整来处理已有的虹膜后粘连、永存瞳孔膜、悬韧带损伤和瞳孔边缘纤维瘢痕。

3. 注重围手术期处理　加强葡萄膜炎患者的围手术期处理是保障视力有效恢复的重要措施。①应当避免过多的虹膜操作以防止炎症的加重和后粘连形成。②术后局部应用短效散瞳剂有助于预防后粘连形成，但长效睫状肌麻醉剂（如阿托品）导致的固定瞳孔散大可能会导致散瞳状态下的后粘连形成。③可考虑术中附加糖皮质激素（静脉、球周或者眼内给药）的使用；术后需要更频繁和更长久的局部抗炎治疗，并且需要密切观察并发症（如严重的虹膜睫状体炎、继发性青光眼、后粘连、继发性膜形成和 CME）。④在术前预防性治疗基础上，术后与葡萄膜炎专科医生协同管理患者。

六、功能性独眼患者的白内障

功能性独眼患者是指视物主要依赖的眼需行白内障手术。这类患者可能有严重的眼部合并症和其他高危情况。因此，对这类患者的合理处理显得尤为重要。新版 PPP 提出，功能性独眼患者的手术指征与其他患者相同：即当白内障所致的视力受损已不能满足患者的需求，或预计的手术获益超过风险。白内障手术对于功能视力的提高在此类患者中比双眼视觉患者中更显著。眼科医生和患者都应该考虑延迟手术直到白内障过熟可能会增加手术风险并且影响视力的恢复。但眼科医师有义务告知患者失明是白内障手术的风险之一，而且术后眼部病变的加重亦可能导致失明。本院以门诊白内障手术为主，而住院患者主要为需要全麻、独眼或者复杂疑难病例等；白内障术后一般不采用全身抗生素，但对感染高危患者（高龄、糖尿病、独眼、外伤等）可以考虑采用。

（卢　奕　竺向佳　邱晓頔）

参考文献

1. Wade M, Steinert RF, Garg S, et al. Results of toric intraocular lenses for post-penetrating keratoplasty astigmatism. Ophthalmology, 2014, 121: 771-777.

2. Hill W, Li W, Koch DD. IOL power calculation in eyes that have undergone LASIK/PRK/RK. Version 4.7. American Society of Cataract and Refractive Surgery. Available at: http://

iolcalc.ascrs.org/. Accessed May 27, 2016.

3. Porter RG, Peters JD, Bourke RD. De-misting condensation on intraocular lenses. Ophthalmology 2000, 107: 778-782.

4. Tennen DG, Masket S. Short-and long-term effect of clear corneal incisions on intraocular pressure. J Cataract Refract Surg, 1996, 22: 568-570.

5. Seitzman GD, Gottsch JD, Stark WJ. Cataract surgery in patients with Fuchs' corneal dystrophy: expanding recommendations for cataract surgery without simultaneous keratoplasty. Ophthalmology, 2005, 112: 441-446.

6. Chang ST, Yamagata AS, Afshari NA. Pearls for successful cataract surgery with endothelial keratoplasty. Curr Opin Ophthalmol, 2014, 25: 335-339.

7. Budenz DL, Gedde SJ. New options for combined cataract and glaucoma surgery. Curr Opin Ophthalmol, 2014 25: 141-147.

8. Hayashi K, Hayashi H, Nakao F, et al. Effect of cataract surgery on intraocular pressure control in glaucoma patients. J Cataract Refract Surg, 2001, 27: 1779-1786.

9. Jampel HD, Friedman DS, Lubomski LH, et al. Effect of technique on intraocular pressure after combined cataract and glaucoma surgery: An evidence-based review. Ophthalmology, 2002, 109: 2215-2224.

10. Shingleton B, Tetz M, Korber N. Circumferential viscodilation and tensioning of Schlemm canal (canaloplasty) with temporal clear corneal phacoemulsification cataract surgery for open-angle glaucoma and visually significant cataract: one-year results. J Cataract Refract Surg, 2008, 34: 433-440.

11. Samuelson TW, Katz LJ, Wells JM, et al. Randomized evaluation of the trabecular micro-bypass stent with phacoemulsification in patients with glaucoma and cataract. Ophthalmology, 2011, 118: 459-467.

12. Minckler DS, Hill RA. Use of novel devices for control of intraocular pressure. Exp Eye Res, 2009, 88: 792-798.

13. Zhang ML, Hirunyachote P, Jampel H. Combined surgery versus cataract surgery alone for eyes with cataract and glaucoma. Cochrane Database Sys Rev, 2015, Issue 7. Art. No.: CD008671. DOI: 10.1002/14651858.CD008671.pub3.

14. Greenfield DS, Suner IJ, Miller MP, et al. Endophthalmitis after filtering surgery with mitomycin. Arch Ophthalmol, 1996, 114: 943-949.

15. Greene JB, Mian SI. Cataract surgery in patients with corneal disease. Curr Opin Ophthalmol, 2013, 24: 9-14.

16. Beltrame G, Salvetat ML, Driussi G, et al. Effect of incision size and site on corneal endothelial changes in cataract surgery. J Cataract Refract Surg, 2002, 28: 118-125.

17. Geggel HS. Intraocular lens implantation after penetrating keratoplasty. Improved unaided visual acuity, astigmatism, and safety in patients with combined corneal disease and cataract. Ophthalmology, 1990, 97: 1460-1467.

18. Yoo SH, Kymionis GD, Deobhakta AA, et al. One-year results and anterior segment optical coherence tomography findings of descemet stripping automated endothelial keratoplasty combined with phacoemulsification. Arch Ophthalmol, 2008, 126: 1052-1055.

19. Gupta PK, Bordelon A, Vroman DT, et al. Early outcomes of Descemet stripping automated endothelial keratoplasty in pseudophakic eyes with anterior chamber intraocular

lenses. Am J Ophthalmol, 2011, 151: 24-28.

20. Islam MS, Vernon SA, Negi A. Intravitreal triamcinolone will cause posterior subcapsular cataract in most eyes with diabetic maculopathy within 2 years. Eye (Lond), 2007, 21: 321-323.

21. Thompson JT. Cataract formation and other complications of intravitreal triamcinolone for macular edema. Am J Ophthalmol, 2006, 141: 629-637.

22. Seider MI, Michael Lahey J, Fellenbaum PS. Cost of phacovitrectomy versus vitrectomy and sequential phacoemulsification. Retina, 2014, 34: 1112-1115.

23. Lahey JM, Francis RR, Kearney JJ. Combining phacoemulsification with pars plana vitrectomy in patients with proliferative diabetic retinopathy: a series of 223 cases. Ophthalmology, 2003, 110: 1335-1339.

24. MacCumber MW, Packo KH, Civantos JM, et al. Preservation of anterior capsule during vitrectomy and lensectomy for retinal detachment with proliferative vitreoretinopathy. Ophthalmology, 2002, 109: 329-333.

25. Demetriades AM, Gottsch JD, Thomsen R, et al. Combined phacoemulsification, intraocular lens implantation, and vitrectomy for eyes with coexisting cataract and vitreoretinal pathology. Am J Ophthalmol, 2003, 135: 291-296.

26. Dhital A, Spalton DJ, Goyal S, et al. Calcification in hydrophilic intraocular lenses associated with injection of intraocular gas. Am J Ophthalmol, 2012, 153: 1154-1160.

27. Behl S, Kothari K. Rupture of a radial keratotomy incision after 11 years during clear corneal phacoemulsification. J Cataract Refract Surg, 2001, 27: 1132-1134.

28. Budak K, Friedman NJ, Koch DD.Dehiscence of a radial keratotomy incision during clear corneal cataract surgery. J Cataract Refract Surg, 1998, 24: 278-280.

29. Hill WE. Question 9: what IOL should I use in the postrefractive patient? In: Chang DF, ed. Curbside Consultation in Cataract Surgery: 49 Clinical Questions. Thorofare, NJ: SLACK Inc. 2007: 43-47.

30. Stakheev AA, Balashevich LJ. Corneal power determination after previous corneal refractive surgery for intraocular lens calculation. Cornea, 2003, 22: 214-220.

31. Feiz V, Moshirfar M, Mannis MJ, et al. Nomogram-based intraocular lens power adjustment after myopic photorefractive keratectomy and LASIK: a new approach. Ophthalmology, 2005, 112: 1381-1387.

32. Masket S, Masket SE. Simple regression formula for intraocular lens power adjustment in eyes requiring cataract surgery after excimer laser photoablation. J Cataract Refract Surg, 2006, 32: 430-434.

33. Sreekantam S, Denniston AK, Murray PI.Survey of expert practice and perceptions of the supporting clinical evidence for the management of uveitis-related cataract and cystoid macular oedema. Ocul Immunol Inflamm, 2011, 19: 353-357.

34. Mehta S, Kempen JH. Cataract surgery in patients with uveitis. Int Ophthalmol Clin, 2015, 55: 133-139.

35. Foster CS, Stavrou P, Zafirakis P, etal.Intraocular lens removal from[corrected]patients with uveitis. Am J Ophthalmol, 1999, 128: 31-37.

36. Bergwerk KL, Miller KM. Outcomes of cataract surgery in monocular patients. J Cataract Refract Surg, 2000, 26: 1631-1637.

37. Rodriguez AA, Olson MD, Miller KM. Bilateral blindness in a monocular patient after cataract surgery. J Cataract Refract Surg, 2005, 31: 438-440.

第九章　白内障手术的医学经济学问题

第一节　白内障的手术现状

在美国，总计有 182 万医保患者进行了白内障手术。预测到 2020 年，在 65 岁以上老人中，白内障手术量将达到 330 万；到 2030 年，白内障手术量将达到 440 万。在中国，随着经济和医疗水平的发展，白内障的手术率也在逐年提高。据中国防盲治盲网统计，2017 年全国百万人口白内障手术率（CSR）为 2205，较 2016 年相比，增长了 6.25%。但我国白内障手术率与发达国家相比，差距仍较大，并且呈现明显的东西部地域和城市差异。新版 PPP 指南对白内障的手术现状进行了概述，提出了白内障的手术现状的几大特征。

一、白内障手术率在逐年增长

在过去的 20 年里，白内障手术率在逐年增长。美国的一项纵向研究对 62 岁以上人群每年白内障手术率进行调查（$n = 8670$，1998 年），结果表明：单眼白内障手术率从 1998 年的 7.6%（$n = 8670$）升至 2002 年的 9.8%（$n = 6199$）；而双眼白内障手术率从 1998 年的 10.5% 升至 2002 年的 22.3%。另外，Beaver Dam Eye Study 也得出结论：在过去的 20 年里，65 岁以上老人的白内障手术率在逐年增加，特别是在那些手术前 5 年发现晶状体无明显临床混浊且视力 ≥20/40 的患者中，白内障手术率增长趋势更显著。

对于我国而言，随着防盲和治盲工作的开展和白内障筛查的普及，白内障手术率也在逐年增长。2013 年泰州眼科研究中，3.5% 的白内障人群进行过白内障手术，这一手术率与 2001 年北京眼科研究的白内障手术率（1.3%）相比，手术率有所提高，但与发达国家相比，仍有较大差距。

二、地理差异是影响白内障的手术现状的重要因素

地理差异是影响白内障手术现状的重要因素之一，不同的国家、地理位置不同，白内障手术率也差别很大。总体来说，发达国家高于发展中国家，城市高于乡村。对此，新版 PPP 指出了白内障手术率高的几大可能因素：女性、居住地南方以及较高收入家庭。

同样，国内的研究中也发现，女性较男性的白内障手术率更高。Taizhou Eye Study 发现：按眼数统计，女性：男性白内障手术率分别为 2.9% *vs* 1.9%，OR=1.5，*P*=0.009；按人数统计，女性：男性白内障手术率分别为 3.9% *vs* 2.8%，OR=1.4 *P*=0.046，这其中的原因有待进一步研究。Beaver Dam Eye Study 发现，在 75 岁及以上人群，女性的白内障患病率较男性更高。女性更加会意识到白内障带来的视力损伤，这可能是女性手术率较男性更高的原因。

三、目前仍缺乏统一精确的白内障术前有效性评估标准

新版 PPP 指出，随着白内障手术率的增加，白内障术前有效性评估更加重要。研究表明，在美国，大部分的白内障手术均显示了有效性优势，但多中心研究显示仍有 2% 的白内障手术为不恰当手术，白内障手术的不恰当率与冠状动脉旁路移植手术不恰当率（2.4% 不恰当手术）比较接近。不恰当手术意味着手术的风险高过潜在益处。这表明，白内障术前有效性评估尤为重要。手术有效性评估指标有视力和视功能的损伤，如驾车、阅读或其他日常生活活动受限。新版 PPP 同样指出，不同研究，评估指标也有差异，特别是视功能损伤的评估方面，需要未来形成统一有效的白内障术前评估标准。

另一方面，现阶段术前评估体系的精确性也有待提高。多项研究通过调查视功能问卷形式，表明术前手术有效性评估和术后视力密切相关，但同时也发现，手术评估准确度也有待提高。例如，一项研究发现，768 个受试患者中，术前手术评估为"适合手术"的患者中，有 89% 术后视力均提高至少 2 行以上；而术前手术评估为"不适合手术"的患者中，也有 36% 术后视力提高至少 2 行以上。因此，新版 PPP 指出：在有些白内障个体中，现阶

段的白内障的手术功能评估可能不具有预测性，不能进行术前的准确评估。

通过我们在国内的流行病学调查（Taizhou Eye Study），同样发现，我国白内障手术的视力效果并不理想。在 Taizhou Eye Study 中，41% 的白内障术后日常生活视力（PVA）<20/63，将近 20% 的眼睛手术后 PVA<20/200。另一项海南省眼科调查（Hainan Province Survey）发现 40.6% 的眼睛白内障术后 PVA <20/63。可见我国白内障手术后视力效果非常不理想，这与术前缺乏有效的术前评估是密切相关的。可以说，在我国，在大力提高白内障手术率的同时，更需要重视术前对白内障患者手术有效性的评估。

综上所述，新版 PPP 中指出：尽管白内障手术率近 20 年来有了可喜的增长和发展，但是地理差异是影响白内障手术现状的重要因素之一。在发展中国家，白内障手术率仍然不高，需要大力开展白内障手术。另一方面，目前仍缺乏统一、精确、有效的手术有效性评估标准。

对于我国而言，我国白内障手术的道路任重而道远，政府和医院更应开展更有效的基层眼科筛查、诊疗服务，提高我国白内障手术普及度和便利度，并且也应重视白内障术前的手术有效性评估。

（卢　奕　唐雅婷）

参考文献

1. Pomberg ML, Miller KM. Functional visual outcomes of cataract extraction in monocular versus binocular patients. Am J Ophthalmol, 2004, 138: 125-132.

2. Rodriguez AA, Olson MD, Miller KM. Bilateral blindness in a monocular patient after cataract surgery. J Cataract Refract Surg. 2005, 31: 438-440.

3. Azen SP, Varma R, Preston Martin S, et al. Binocular visual acuity summation and inhibition in an ocular epidemiological study: the Los Angeles Latino Eye Study. Invest Ophthalmol Vis Sci, 2002, 43: 1742-1748.

4. Javitt JC, Steinberg EP, Sharkey P, et al. Cataract surgery in one eye or both. A billion dollar per year issue. Ophthalmology, 1995, 102: 1583-1592; discussion 1592-1593.

5. Javitt JC, Brenner MH, Curbow B, et al. Outcomes of cataract surgery. Improvement in visual acuity and subjective visual function after surgery in the first, second, and both eyes. Arch Ophthalmol, 1993, 111: 686-691.

第二节　白内障手术的成本效益分析

药物或临床治疗的成本效益分析是衡量现有的医学治疗成本是否有价值的重要方法。新版 PPP 指南对现阶段白内障手术的成本效益进行了概述，其中明确指出：①白内障手术是当今医学上最具成本效益的手术。双眼白内障手术较单眼白内障手术成本效益更高。双眼时间相近的先后手术较双眼延迟的白内障手术成本效益更高；②对于眼科手术，在没有循证医学证据支持下，监管部门不能强行实施昂贵的感染控制措施；③白内障手术新技术的发展，需要进行成本效用分析检验。

一、白内障手术成本效益分析方法为质量调整生命年

据统计，2010 年在美国安全委员会中的医疗保险受益人每人在白内障手术或 IOL 植入手术的总费用是 *2335* 美元（约 15 480 元人民币），这些费用包括办公室初始评估，以及屈光、A 超、手术设备费用、手术者和专业麻醉医生费用、药费，其中，由保险人共同支付金额约是 450 美元（约 3000 元人民币）。

新版 PPP 指出：质量调整生命年（quality-adjusted life year，QALY）是衡量疾病负担的标准，包括生活质量和生命的数量，它用来评估医疗干预的货币价值。QALY 建立在会随着医学干预而增加的生命年数上，完美的健康状态下的一年被指定为 1.0 的值，不断下降，至死亡被指定为 0.0 的值。如果增加的额外生命年份不能够达到完美的健康状态，比如，患者可能盲、失去一个肢体、不得不使用轮椅，那么额外的生命年使用 0 ~ 1 来说明这一点。QALY 用于成本效益分析，以计算成本和 QALY 改善之间的比率，比较在不同健康状态下进行医学干预的价值。每 QALY 状态下一个更低的成本代表一个更高成本 - 效用的医学干预。

二、白内障手术是当今医学上最具成本效益的手术

若医学技术带来的价值大于支出，那么这项医学技术就是有意义的。新版 PPP 指出：白内障手术是当今医学上最具成本效益的手术。目前，有 4 种疾病，医学治疗的价值大大超过支出，分别为白内障、心脏病、低体重出生婴儿和抑郁症。随着白内障技术的发展，白内障手术的安全性和手术带来的价值也越来越大。新版 PPP 指出：现阶段白内障手术带来的价值为 95 000 美元（约 63 万元人民币），这大大超过了白内障手术的支出成本（2300 ~ 3000 美元，约 15 000 ~ 20 000 元人民币）。一项长达 13 年的成本效益模型研究表明：对于社会投资而言，白内障手术可取得超出寻常 4567% 的资金回报。双眼手术较单眼手术的成本效益更高，而双眼间隔时间相近的手术较延迟手术的效益也更高。

但我们同时也可以看到：随着全球老年人群的不断增多，白内障手术的巨大经济负担也不断加重，这是每个国家医疗体系都将面临的严峻挑战。由于白内障手术的安全性和巨大成本效益已明确，那么就非常有必要通过科学严谨的手术效果研究来评估一些对围手术期未被证明的或可能没必要的操作究竟有无意义。例如：在很多国家，眼科手术的消毒和灭菌程序被国家监管部门强制定义，而这些措施常来自于一些非眼科专家的研究，对于眼科手术不一定适用，因为眼科手术最多的感染源来自于患者自身的眼睑和外眼菌群。来自印度的大样本人群（$n = 42\,000$）研究表明：使用短时间蒸汽灭菌和手术管道、灌注液的连续重复再使用仅会引起 0.09% 的眼内炎发生。新版 PPP 指出：对于眼科手术，在没有循证医学证据支持下，监管部门不能强行实施昂贵的感染控制措施（Ⅲ级，强烈建议，高质量的证据）（原文：Costlier new infection-control measures for ophthalmic surgery should not be arbitrarily imposed by regulatory agencies without evidence-based support）。可以说：新版 PPP 对于证据的有效性和质量水平更加重视。

三、白内障手术新技术的发展需要进行成本效益分析检验

白内障手术是当今医学最具成本效益的手术，但是，这并不代表白内障

手术各种新技术均具有很好的成本效益,如高端人工晶状体(IOL)和飞秒激光。白内障手术以上新技术的发展,使得患者自费费用增加。目前,这些新技术应用范围还较小,但是在不久的将来,这些新技术的应用将会大大增加。对此,新版PPP明确指出:尽管有些新技术的好处是明显的,但新技术的效益却仍是模棱两可的,它们的应用确实增加了白内障患者的医疗经济负担(原文:Although some benefits of new technology are clear, others remain ambiguous. Their use does add to the patient's economic health care burden.)

对于白内障各种新技术的发展和临床应用,我们要保持客观的态度,新技术的成本效益尚无定论,还需要根据不同患者的自身情况,进行科学的成本效益分析来检验。

(卢 奕 唐雅婷)

参考文献

1. Tobacman JK, Lee P, Zimmerman B, et al. Assessment of appropriateness of cataract surgery at ten academic medical centers in 1990. Ophthalmology, 1996, 103: 207-215.

2. Chassin MR, Brook RH, Park RE, et al. Variations in the use of medical and surgical services by the Medicare population. N Engl J Med, 1986, 314: 285-290.

3. Quintana JM, Escobar A, Bilbao A, et al. Validity of newly developed appropriateness criteria for cataract surgery. Ophthalmology, 2009, 116: 409-417.

4. Busbee BG, Brown MM, Brown GC, et al. Incremental cost-effectiveness of initial cataract surgery. Ophthalmology, 2002, 109: 606-612; discussion 612-613.

5. Brown GC, Brown MM, Menezes A, et al. Cataract surgery cost utility revisited in 2012: a new economic paradigm. Ophthalmology, 2013, 120: 2367-2376.

6. Hansen MS, Hardten DR. Financially efficient cataract surgery in today's healthcare environment. Curr Opin Ophthalmol, 2015, 26: 61-65.

索　引

索　引

52检